Wrona

Konfettiregen im Kopf

Leben mit Borderline

Jennifer Wrona

Konfettiregen im Kopf
Leben mit Borderline

Wie es sich anfühlt
Wie man damit umgeht
Was wirklich hilft

TRIAS

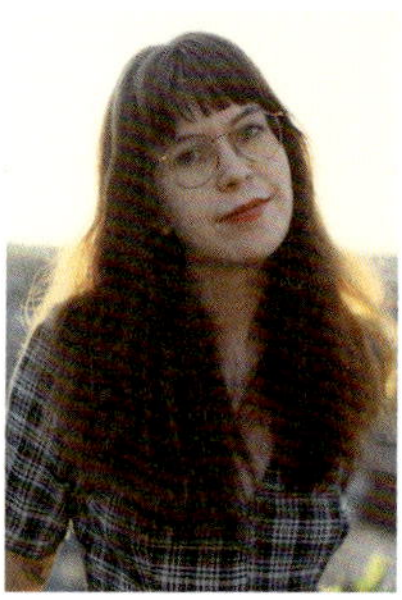

Jennifer Wrona, in Süddeutschland geboren, lebt in Bremerhaven und studiert Digitale Medienproduktion. Schon früh in ihrer Jugend merkte sie, dass etwas nicht stimmte. Viele Diagnosen, Therapeut*innengespräche und Klinikaufenthalte später kann sie selbst alles besser einordnen und spricht seit 2017 über das Thema »Mental Health«, um Tabus zu brechen und der Stigmatisierung Betroffener entgegenzuwirken. Durch eine Reportage mit dem Bayrischen Rundfunk (auch auf YouTube) kam sie in Kontakt mit den Medien. Seitdem gibt sie Interviews und hält Vorträge rund um das Thema Psyche. Inzwischen ist sie zum Gesicht der Entstigmatisierung von psychischen Erkrankungen geworden. Mit viel Feingefühl, Empathie und Herz für die Sache schreibt sie eine Kolumne für die Stuttgarter Zeitung (Stadtkind) unter dem Hashtag #letstalkaboutmentalhealth. Mit Leichtigkeit, Ehrlichkeit und wissenschaftlichen Fakten bringt sie sperrige »Mental Health-Themen« nicht nur in der Kolumne, sondern auch auf Instagram an die Leser*innen.

Für mich. Danke, dass du geblieben bist.

» The most beautiful people we have known are those who have known defeat, known suffering, known struggle, known loss, and have found their way out of the depths. These persons have an appreciation, a sensitivity, and an understanding of life that fills them with compassion, gentleness, and a deep loving concern. Beautiful people do not just happen. «

Elisabeth Kübler-Ross

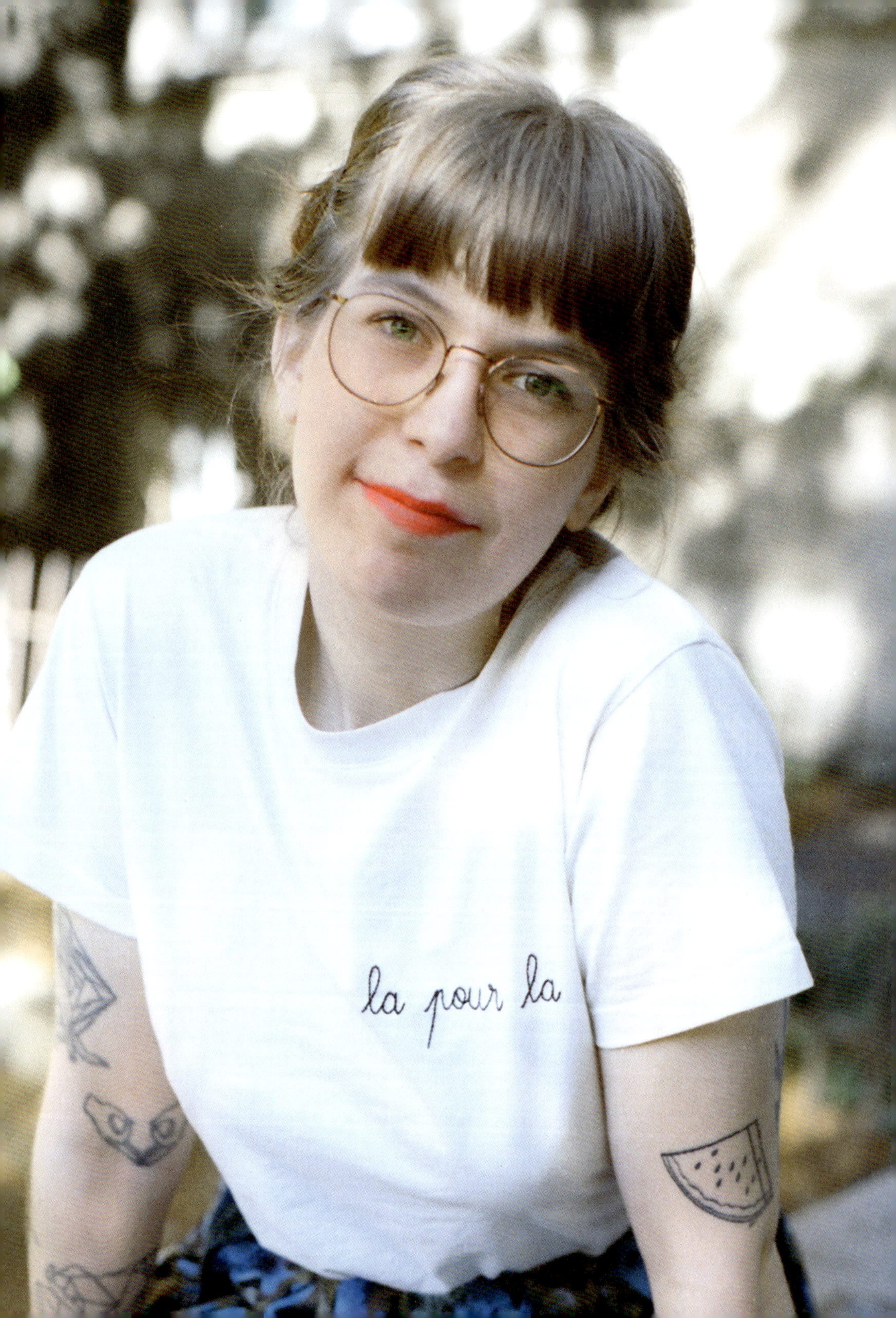
la pour la

Prolog

Die Sache ist, dass die Unaussprechlichkeit der schlimmen Dinge mich fast mein Leben gekostet hätte. Und über die Unaussprechlichkeit möchte ich reden. Mit 13 Jahren dachte ich das erste Mal über die Existenzberechtigung meiner Person nach. Was sich als loser Gedanke durch die erste Zeit meiner Pubertät schlängelte, wurde im Alter von 15 Jahren dann wirklich beängstigend real. Mit 15 Jahren war ich mir sicher, dass ich meinen 20. Geburtstag nicht erleben würde. Aber es passierte doch. Ich wurde 20. Ich wurde sogar 21, 22, 23, 24 und 25. Wer hätte das gedacht? Ich am allerwenigsten.

Es ist ein Sonntag in Bremerhaven und an meinem Schreibtisch brennt das Licht. Merle, meine kleine Hündin aus Rumänien, liegt an meinen Füßen und schnarcht leise. Vielleicht ist es das Glück, von dem alle reden. Vielleicht aber sind es viel mehr die unendlichen Stränge an Ereignissen, die zu genau diesem Moment geführt haben, die das Glück eigentlich ausmachen. Ich weiß es nicht genau – aber kann man das überhaupt? Oder muss man das? Dieses Buch ist keine Anleitung zum Glück, kein Ratgeber und kein Rezept für Gesundheit und lebenslange Zufriedenheit. Vielmehr ist es die Einordnung der manchmal überwältigenden Begebenheiten des Lebens in seinen bunten Facetten. Die folgenden Seiten sollen aufklären, die Last ein wenig erleichtern und Ordnung in das Chaos bringen. Es ist ein Versuch, dem Leben die Lethargie zu nehmen und Leichtigkeit in die

Sorgen zu legen. Diese Seiten sollen zeigen, dass der Platz für jede*n groß genug ist.

In meinem Leben saß ich in vielen Zimmern, Praxen und Besprechungsräumen. Ich sprach mit Menschen, die mich mal besser und mal weniger gut kannten. Realitätschecks bei Ärzt*innen, die sich absichern mussten, dass ich mich nicht umbringen würde. Therapeut*innen, die mich beim ersten Treffen fragten, ob ich einem Abstinenztest standhalten könne. Therapeut*innen, die meinen Fall nach drei Sitzungen ablehnten. Ich habe Stunden im Auto gesessen und geweint. Ich habe geweint, als mich das Schulsystem im Stich ließ und abhängte. Ich habe geweint, als sich Sozialarbeiter*innen gegen mich als Kind gestellt haben, und ich habe geweint, wenn Menschen gegangen sind, ohne mir zu sagen, warum sie plötzlich weg sind. Ich habe mich im Stich gelassen gefühlt, nicht, weil ich kompliziert, sondern weil die Berührungsangst zu mir größer war. Weil es leichter war zu schweigen und die Verantwortung immer weiterzutreten, anstatt mir als Erkrankter die Hand zu reichen. Es war die Überforderung derer, die es eigentlich hätten besser wissen müssen. Ich habe so viele Tränen vergossen, vielleicht könnte ich Hallenbäder füllen.

Der tiefe Schmerz, den diese Ereignisse in mir hinterließen, wäre vermeidbar gewesen. Es ist so wichtig, dass wir anfangen, die Bedeutsamkeit der psychischen Gesundheit in den Fokus zu rücken. Rund jede*r fünfte Deutsche erkrankt in seinem Leben einmal an einer Depression [1]. Die Weltgesundheitsorganisation (WHO) schätzt, dass ca. 4 Millionen Menschen in Deutschland depressiv sind [2]. Das ist ungefähr die Einwohnerzahl des Bundeslandes Sachsen. Wir diskutieren Tempolimits auf Autobahnen. Wir klären unsere Jugend über illegale Drogen auf. Aber wir klären sie nicht über die tödliche Gefahr einer Depression auf. Rund 10.000 Menschen in Deutschland nehmen sich jährlich das Leben [3]. Die meisten litten davor an Depressionen. Diese Zahl ist erschreckend hoch und bedeutet, dass wir kommentarlos dabei zusehen, wie Menschen den Freitod als einzigen Ausweg sehen. Dabei gibt es Behandlungsmöglichkeiten. Es gibt Lösungen und Hoffnung. Es gibt Menschen, die helfen können.

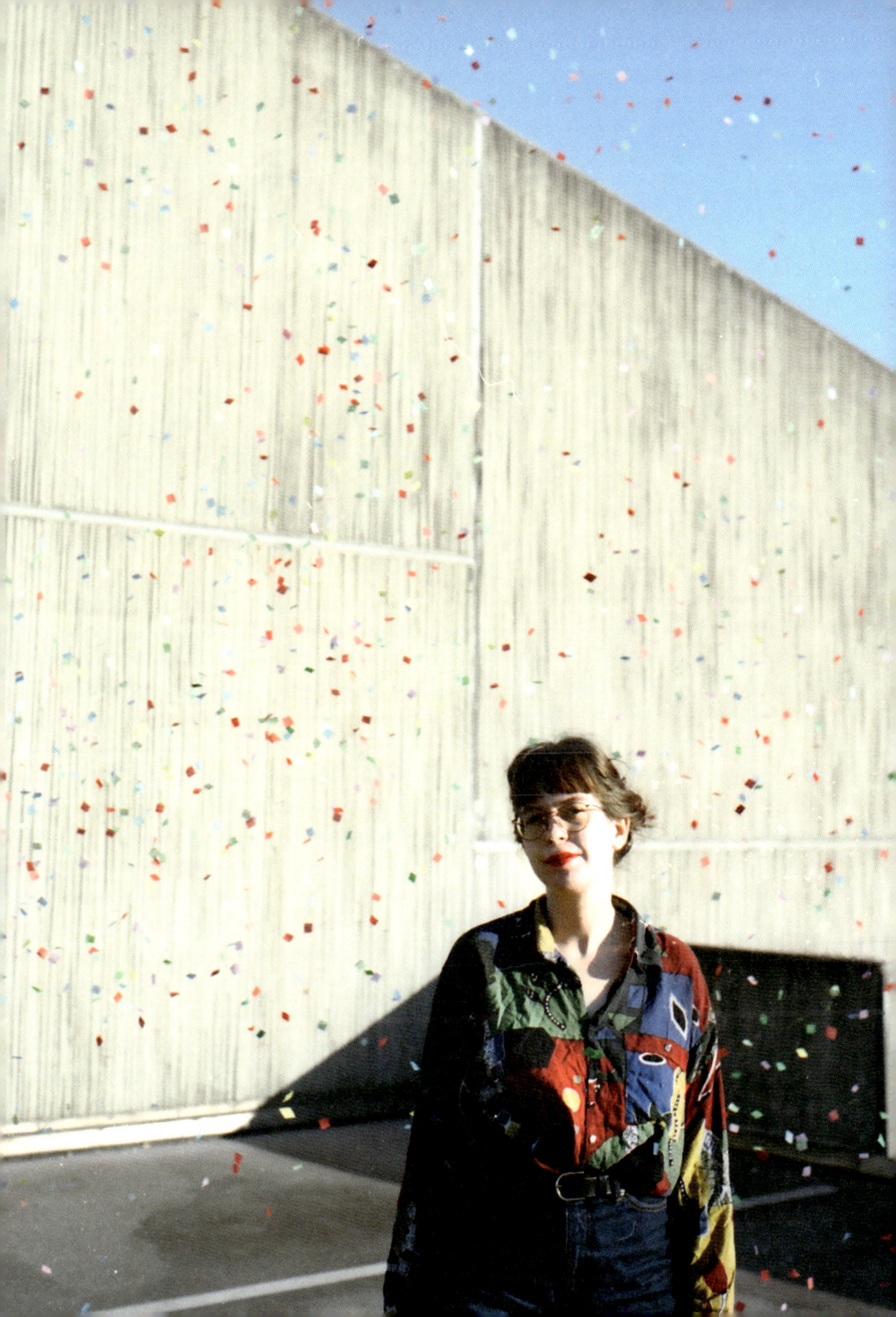

Das Leben muss sich nämlich nicht immer so furchtbar schlimm anfühlen.

Als ich durch zufällige Ereignisse die Möglichkeit hatte, bei einem Format von »Puls« (Bayrischer Rundfunk) mitzuwirken, erkannte ich, wie wichtig und notwendig es ist, dass Menschen über psychische Gesundheit sprechen. Ich bekam E-Mails und Kommentare, Nachrichten und persönliche Worte von lauter Menschen, die ich zumeist gar nicht kannte. Darin erzählten sie mir Geschichten von sich und ihren Angehörigen. Es gab ein überwältigendes Feedback, welches mir den Mut gab, das zu tun, was ich jetzt tue. Rückblickend hätte ich mir auch eine Person gewünscht, mit der ich mich hätte identifizieren können. Und nun sitze ich hier an meinem Schreibtisch mit einem Gefühl, das ich nicht geglaubt hätte, jemals haben zu können: ein großes Selbstvertrauen in mich und das Leben.

Diese Erkenntnis kam nicht einfach so. Die letzten 10 Jahre, seit der Diagnose »emotional instabile Persönlichkeitsstörung Typ Borderline« (ICD-10 [4]: F60–31), habe ich hart, manchmal hoffnungslos, aber konsequent an dem gearbeitet, was mir als unheilbar erklärt wurde. Es war nicht einfach zu verstehen, was das Leben mit mir macht. Wie ich vereinen kann, was doch so krankhaft sein sollte, mit dem, was ich empfand. Dass meine Persönlichkeit eine Störung sei und dass ich das aber so gar nicht gut fand. Auch die damaligen wissenschaftlichen Erkenntnisse malten eher kein buntes Bild meiner Zukunft. Das war unfassbar beängstigend und einsam.

Viele Therapiestunden und Klinikaufenthalte später kann ich mit Abstand und warmherzig auf diese Erfahrungen zurückblicken. Sicherlich haben sie mich zu der Person gemacht, die ich bin, und, so pathetisch es klingt, das würde ich nicht ändern wollen. Ich habe gelernt, was Diagnosen bedeuten, und ich habe gelernt, welchen Wert ein System von verschiedenen Ärzt*innen hat. Ich lernte meine Privilegien kennen und erfuhr Diskriminierung. Ich versuchte, mich zu informieren und mit Neugier zu erörtern, wie ich aus den tiefsten Krisen kommen konnte. All diese Erkenntnisse habe ich über die Jahre zusammengetragen und niedergeschrieben. Einiges werde ich hier erzählen und den Versuch machen, die komplizierte menschliche Psyche ein wenig zu entwirren. Ich möchte Stigmata brechen und helfen, dass es ein wenig leichter wird, über psychische Erkrankungen zu sprechen. Ich versuche, Klarheit in die Relevanz psychischer Erkrankungen zu bringen, und erzähle Geschichten, die sich vielleicht so ereignet haben. Aus Gründen des persönlichen Schutzes haben diese Geschichten geänderte Details. Trotzdem bedeutet das nicht, dass diese Geschichten unrealistisch sind. Sie sollen der Veranschaulichung dienen und große Fragezeichen auflösen. Denn psychische Erkrankungen verstehen, Diagnosen lesen und Symptome deuten ist bis jetzt zumeist Fachpersonen überlassen. Aber wir alle haben einen Körper, der erkranken kann, und eine Psyche, die erkranken kann. Zu verstehen, wie das geschieht, hilft uns, uns selbst besser zu verstehen.

Im Zuge meiner Recherchen habe ich alte Tagebücher von mir durchforstet, um meine Gefühlszustände nachzuempfinden, und einige Originaleinträge in die verschiedenen Kapitel eingefügt. Damals schrieb ich viele dieser Einträge auf Englisch, manche aber auch auf Deutsch. Ich habe sie wortgetreu, unverändert, jedoch gekürzt, übernommen.

Und warum das Leben zwar kompliziert und auch traurig ist, aber gleichzeitig aufregend, mutig und einzigartig sein kann. Konfettiregen im Kopf ist eine ernste Ode an das Leben und eine leichte Geschichte über das Erwachsenwerden und Verstehen.

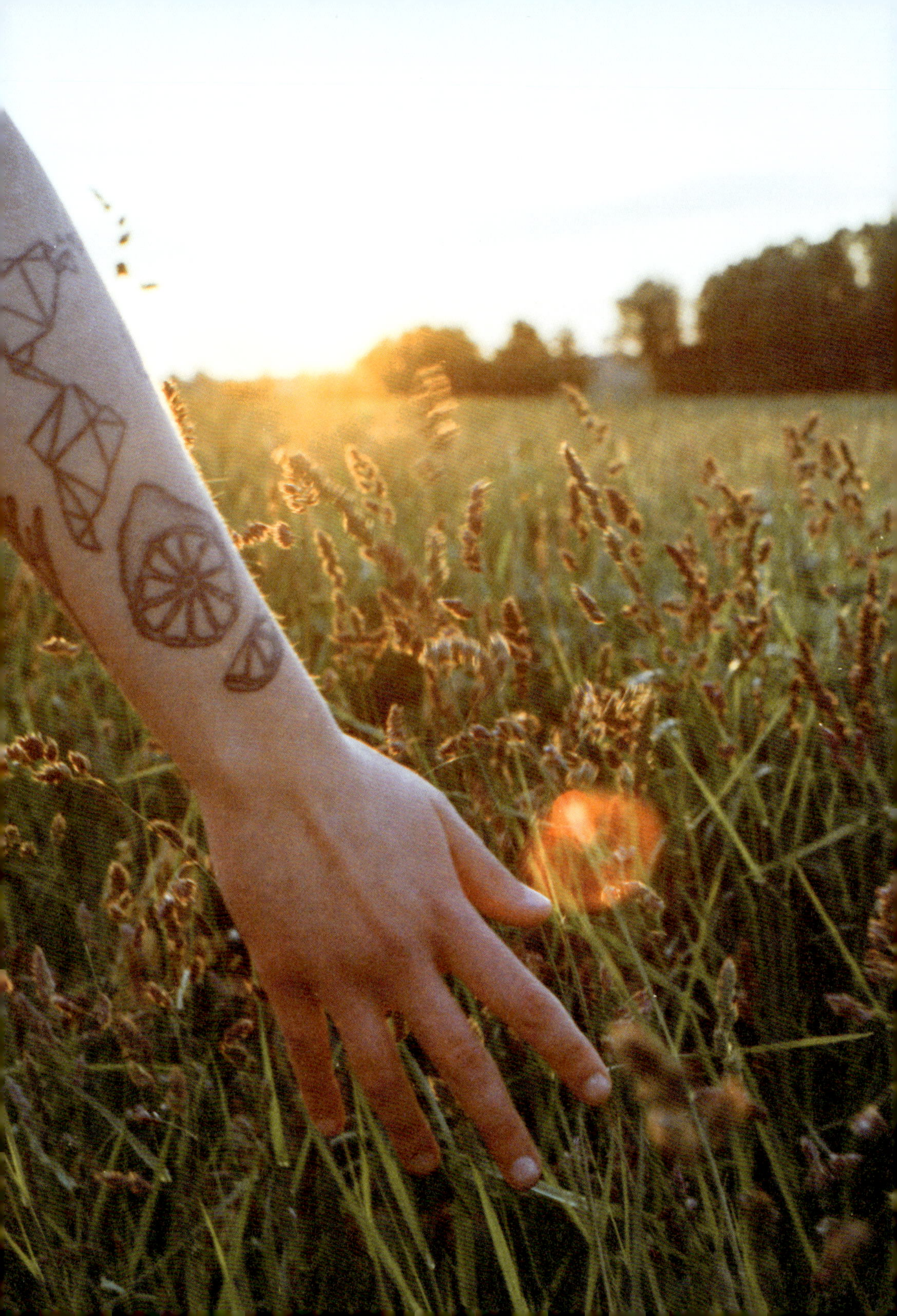

KAPITEL 1

Von der Gesundheit der Psyche

Psychisch gesund und krank

Das etwas irgendwie nicht ganz stimmte, merkte ich das erste Mal mit 13 Jahren. Ich war tief unglücklich, konnte das aber nicht in Worte fassen. Mit 14 Jahren erlebte ich das erste Mal eine schmerzhafte räumliche Trennung von Menschen, die mir nahestanden. Und das brachte den Stein ins Rollen. Welchen Stein, wusste ich zwar noch nicht, aber irgendein Stein war es. Ich war todunglücklich. Ich konnte nur noch weinen und im Großen und Ganzen reagierte ich viel heftiger auf diesen Abschied als die anderen in meinem Alter. Bis dahin, und auch danach hatte mir niemand erklärt, was es bedeutet, eine überwältigende Traurigkeit zu empfinden. Ich war konfrontiert mit meinen eigenen Emotionen, die heftig waren, und ich fand keinen Anhaltspunkt dafür, sie einzuordnen.

Die Begrifflichkeit »psychisch krank« war für mich eine Bezeichnung, die nur anderen Menschen vorbehalten war. Von Depressionen hatte ich nur am Rande gehört und als wir in der Schule über Essstörungen sprachen, verstand ich nicht, wieso Menschen einfach aufhörten zu essen (über andere Essstörungen sprachen wir erst gar nicht), und überhaupt erklärte mir niemand, dass Betroffene nicht nur »einfach aufhören zu essen«. In meiner Schulzeit gab es keine aufklärenden Gespräche darüber, dass die Psyche, eben wie der Körper, auch schwer erkranken kann. Die Komplexität der Psyche war kein Thema des Lehrplans.

75% der psychischen Erkrankungen brechen vor dem 25. Lebensjahr aus [5]. Das bedeutet, dass viele Betroffene schon in ihrer Schulzeit unter psychischen Belastungen leiden. Das bedeutet aber auch, dass wir gerade in dieser Zeit viel mehr darüber sprechen müssen. Prävention ist immer besser als Nachsorge. Kinder sollten dabei unterstützt werden, ihre Gefühle zu spüren und zu verbalisieren. Es ermöglicht eine frühere Intervention und kann einen schweren Verlauf einer psychischen Erkrankung verhindern.

Was bedeutet »psychisch krank?«

Die Psyche ist komplex und so ganz verstehen wir sie noch nicht. Wir sprechen von mentaler Gesundheit, aber niemand kann das präzise definieren. Wir sollen Sport treiben, uns gesund ernähren, Freunde treffen, einen erfüllenden Beruf ausüben, Familie planen, Ziele im Leben haben, ein Hobby, das uns Spaß macht. Das sind verdammt viele Ansprüche an Menschen, die von unterschiedlichsten Schicksalen getroffen werden können, keine finanzielle Sicherheit haben oder physisch erkranken. Wie schaffen wir es also, eine Gesellschaft zu gestalten, die jeden Menschen in seiner Individualität aufnehmen kann? Wie fördern wir verschiedene Persönlichkeiten und bieten Sicherheit in den Möglichkeiten des Lebens? Es steht außer Frage, dass unsere Situation in diesem Land, in dem wir leben, wahnsinnig privilegiert ist. Wir haben ein solidarisches Gesundheitssystem und demokratische Rechte. Gleichzeitig zeigen uns aber die Zahlen, dass Depressionen und andere psychische Erkrankungen ein wachsendes Problem sind. Ob wir krank werden oder nicht, hängt von vielen Faktoren ab. Es gibt Umwelteinflüsse, biologische, familiäre und soziale Faktoren, die nicht nur unsere Persönlichkeit formen, sondern eben auch beeinflussen, wie anfällig wir für psychische Erkrankungen sind. Unsere Kindheit, die Erziehung, die Bezugspersonen und äußerliche Faktoren (finanzielle Sicherheit, Traumata, schulische Laufbahn) prägen unsere Persönlichkeit und unser Leben.

Das Menschsein ist eine wilde Kombination von Gefühlen, Denkprozessen, Wahrnehmung und Aufmerksamkeit. Diese verschiedenen Bereiche können erkranken, allerdings ist nicht jede Abweichung gleich eine Erkrankung. Denn Traurigkeit ist nicht gleich eine Depression und Stimmungsschwankungen sind menschliche und natürliche Erfahrungen. Da das persönliche Empfinden eine große Rolle spielt, gibt es keine klaren Eingrenzungen, sondern Anhaltspunkte und empirische Kriterien. Zwei Klassifikationssysteme spielen dabei die bedeutendste Rolle bei der Einordnung psychischer Störungen:

Die Internationale Klassifikation psychischer Störungen ist Teil der *ICD-10* (»International Statistical Classification of Diseases and Related Health Problems« oder im Deutschen »Internationale statistische Klassifikation der Krankheiten und verwandter Gesundheitsprobleme« genannt) der WHO (Weltgesundheitsorganisation) und ist ein weltweit anerkanntes Klassifikationssystem für medizinische Diagnosen. Das *DSM* (Diagnostic and Statistical Manual of Mental Disorders) findet vor allem in der Forschung und in den USA Verwendung. Beide Kataloge sind keine endgültig festgelegten Einordnungen, sondern werden als vorläufig verstanden und sind kompatibel. So wurden früher psychische Erkrankungen in neurotische und psychotische Störungen unterteilt. Das ist heute nicht mehr üblich. Seit der sechsten Ausgabe im Jahr 1949 wird die ICD von der WHO herausgegeben. Das erste Mal waren dort psychische Störungen aufgelistet. Die Bundesrepublik Deutschland setzte 1986 das erste Mal die ICD-9 verpflichtend in Krankenhäusern ein. Die ICD-10 wurde 1983–1992erarbeitet und ist heute in der Version von 2020 der verbindliche Standard in Deutschland.

In der ICD-10 befinden sich psychische Störungen in Kapitel V. Die Diagnosen werden mit einem F deklariert und die Folgeziffern lassen genauere Angaben zur Erkrankung zu. Die emotional instabile

Persönlichkeitsstörung findet sich unter den sogenannten »Spezifischen Persönlichkeitsstörungen« (F60). Dort wird die emotional instabile Persönlichkeitsstörung in zwei Typen eingeteilt: Der impulsive Typ wird mit dem Diagnoseschlüssel F60.30 gekennzeichnet, der Borderline-Typ mit dem Diagnoseschlüssel F60.31. Das DSM unterscheidet diese Typen nicht.

Wir definieren eine psychische Störung durch krankheitswertige Veränderungen der Wahrnehmung und des Verhaltens. Das geht immer auch mit einem hohen Leidensdruck bei den Betroffenen einher. Es kann zu Problemen in vielen Lebensbereichen führen. Außerdem können das Denken, die Selbstwahrnehmung und das Fühlen beeinträchtigt sein. Zwar kann es biologische Gründe für eine auftretende Depression geben (Schilddrüse, Vitaminmangel), allerdings wird und sollte dies in einer umfassenden Behandlung einer Ärzt*in ausgeschlossen und/oder behandelt werden. In der Medizin wird davon ausgegangen, dass der Körper und die Psyche nicht wesentlich voneinander unabhängig sind, sondern sich gegenseitig beeinflussen (auch Psychosomatik genannt).

Abstrakte Erklärungen erschweren es, nachzuvollziehen, was eine Veränderung der Wahrnehmung eigentlich bedeutet. Wir nehmen uns als selbstbestimmte Menschen wahr, die eigentlich die volle Kontrolle über ihr Verhalten haben (müssen). Abweichungen von der gesellschaftlichen Norm sind beängstigend und aufgrund der fehlenden Häufigkeit nicht in unserem kollektiven Bewusstsein. Aggressivität ist einschüchternd, ein antisoziales Verhalten seltsam und plötzlicher Rückzug aus dem sozialen Umfeld überraschend. Oft verstehen wir nicht die Zusammenhänge, die zwischen dem Verhalten und der psychischen Erkrankung existieren. Außerdem neigen wir dazu, das Verhalten anderer auf uns selbst zu übertragen. Wir suchen den Auslöser für das Verhalten des Gegenübers bei uns selbst und nehmen uns dabei in der Interaktion oft wichtiger, als wir es eigentlich sind. Das bedeutet, dass wir die Verhaltensweisen unseres Gegenübers als klare Reaktion auf unser Verhalten wahrnehmen, obwohl das Verhalten mehr mit den Personen selbst zu tun hat. Genauso ist unser eigenes Verhalten hauptsächlich eine Reaktion aus uns selbst als eine Reaktion auf unser Gegenüber.

Psychische Erkrankungen werden meist im Zusammenhang mit popkulturellen Filmen, Straftaten oder Suiziden von bekannten Persönlichkeiten in unseren Fokus gesetzt. Der Pressekodex rät Journalist*innen zu einer umsichtigen Berichterstattung in Bezug auf Suizid [6]. In der Medienforschung wird vom Werther-Effekt (nach Goethes »Die Leiden des jungen Werther«) gesprochen. Dieser bezeichnet die Annahme, dass ein kausaler Zusammenhang zwischen ausführlicher medialer Berichterstattung über Suizid und einem erhöhten Anstieg der Zahl der Suizide in der Bevölkerung besteht [7]. Gar nicht über Suizid zu berichten ist keine Lösung. Medien spielen eine wichtige Rolle für das öffentliche Bewusstsein. Deswegen hilft es, wenn über Suizid nicht als katastrophales Ende einer ausweglosen Krise berichtet wird, sondern als endliche Phase tiefer Verzweiflung, die mit Hilfsangeboten aufgefangen werden kann. Wie drastisch die Suizidproblematik in Deutschland ist, wird klar, wenn wir einen Blick auf die Zahlen werfen. Jährlich nehmen sich rund 10.000 Menschen das Leben [8]. Wenn wir davon ausgehen, dass jeder Mensch (mindestens) 10 engere Kontakte in seinem Umfeld hat, sind das 100.000 Menschen jährlich, die direkt oder indirekt von Suizid betroffen sind. Es sterben mehr Menschen durch Suizid als durch Verkehrsunfälle, Mord, HIV und (illegale) Drogen zusammen. Auf Autobahnen sehen wir Plakate, die vor zu hoher Geschwindigkeit warnen, aber wir sehen keine Plakate, die darüber aufklären, dass Depressionen tödlich enden können. Die häufigste Ursache für Suizid sind Depressionen.

Die Bezeichnung »mutmaßlicher Täter soll psychisch krank sein« malt ein Bild von Extremen. Die Berichterstattungen sind häufig undifferenziert, denn sie setzen eine psychische Erkrankung mit einer Straftat gleich. Es muss klar unterschieden werden, dass die allermeisten psychisch Erkrankten keine Straftäter*innen sind und werden. Nur 5 % der gewalttätigen Straftaten werden von psychisch Erkrankten verübt [9]. Menschen, die in Deutschland zu einer Freiheitsstrafe verurteilt werden und dann in ein Gefängnis kommen, müssen verantwortlich für ihr Handeln sein: Das bedeutet eben auch: psychisch gesund. Ob Urteile immer gerecht und richtig sind, ist eine andere Diskussion. Wir können eben nicht pauschalisieren.

Wir erschaffen ein Bild, welches psychische Erkrankungen zu einem Problem der »anderen« macht. Eine Minderheit, die ganz weit weg vom Alltag ist. Wir versuchen uns abzugrenzen, weil wir nicht »die« sein können. Krank sind immer die anderen und uns kann es nicht treffen. Und wenn es dann doch passiert, sind wir gelähmt von der Unwissenheit und sehen plötzlich den Vorurteilen ins Auge, die wir selbst einmal hatten. Aber wir sind eben nicht automatisch davor geschützt. Psychische Erkrankungen existieren auch in unserem direkten Umfeld, auch wenn das nicht immer klar erkennbar ist. Aktuelle Zahlen zeigen, dass in Deutschland 27% der 18- bis 79-Jährigen an einer psychischen Erkrankung leiden. Das ist fast jeder vierte männliche Erwachsene und jede dritte weibliche. Am häufigsten sind Angststörungen, gefolgt von depressiven Störungen [10].

Was ist eine Borderline-Störung eigentlich?

In der ICD-10 werden Persönlichkeitsstörungen als tief verwurzelte, anhaltende Verhaltensmuster beschrieben, die eine starre Reaktion auf unterschiedliche Lebenssituationen sind. Sie weichen deutlich von der Wahrnehmung, den Gefühlen und dem Denken der Mehrheit der Bevölkerung ab. Das persönliche Leiden und die sozialen Probleme unterscheiden sich unter den Betroffenen. Allerdings wirken sie sich auf viele Bereiche des Verhaltens und psychologischen Funktionen aus. Die emotional instabile Persönlichkeitsstörung entwickelt sich meist in der frühen Kindheit und hält ein ganzes Leben an. Erste Anzeichen können schon in der Jugend erkennbar sein. Manchmal treten Symptome verspätet auf oder äußern sich erst im Erwachsenenalter. Auslöser für die Erkrankung sind meist Traumata, wie zum Beispiel sexueller Missbrauch, Gewalterfahrung, unsichere Familienverhältnisse, körperliche und psychische Vernachlässigung, sowie psychische Belastungen (z. B. Tod einer nahestehenden Person). Diese Traumata können auch wiederkehrende Ereignisse sein, also sich über einen Zeitraum wiederholen. Die Störung kann auch bei Menschen auftreten, die in intakten Familienverhältnissen aufgewachsen sind. Eine Persönlichkeitsstörung ist, wie der Name vermuten lässt, eine schwere Störung der Persönlichkeit und des Verhaltens. Dieser liegt keine Hirnerkrankung oder -schädigung zu Grunde. Es sind verschiedene Bereiche der Persönlichkeit betroffen, was so gut wie immer mit sozialen und persönlichen Beeinträchtigungen einhergeht.

Der impulsive Typ der emotional instabilen Persönlichkeitsstörung kann sich mit aggressivem Verhalten, unkontrollierbarer Wut und Wutausbrüchen sowie mangelnder Impulskontrolle äußern. Der Typ Borderline zeichnet sich zusätzlich durch Störungen des Selbstbildes, der Ziele und der inneren Präferenzen aus. Des Weiteren empfinden Betroffene ein chronisches Gefühl von Leere, neigen zu intensiven, aber unbeständigen Beziehungen und selbstverletzendem Verhalten mit parasuizidalen Handlungen (Androhung und/oder Andeutung von Suizid) und Suizidversuchen. Zusammengefasst kann gesagt werden, dass die emotional instabile Persönlichkeitsstörung Auswirkungen hat auf das Fühlen, Erleben, Verhalten und die Identität. Das klingt alles sehr kompliziert und wissenschaftlich, aber in den folgenden Kapiteln werden wir nach und nach die einzelnen Symptome verbildlichen. Die Borderline-Störung kann auch mit anderen psychischen Erkrankungen auftreten. So leiden Betroffene meist auch an Depressionen, Essstörungen, Suchterkrankungen und/oder Angststörungen.

Der Begriff »Borderline« wurde von Adolph Stern Anfang des 20. Jahrhunderts geprägt, als dieser zum ersten Mal Symptome der emotional instabilen Persönlichkeitsstörung beschrieb und diese »border line group« nannte. Der Begriff beschrieb damals einen Übergang zwischen neurotischen und psychotischen Symptomen. Neurotische Erkrankungen wurden durch Sigmund Freud geprägt und gelten als leichte, gut behandelbare, psychische Verstimmungen. Psychosen zeichnen sich vor allem durch Wahnvorstellungen, Ich-Störungen und Halluzinationen aus. Aufgrund der psychotischen Symptome der Borderline-Störung (Dissoziationen) wurde diese anfangs den schizophrenen Störungen zugeordnet. Diese Zuordnung zur Schizophrenie wurde inzwischen zurückgenommen. Die neusten Konzepte der Borderline-Erkrankung stellen die Störung des Selbstbildes in eine zentrale Rolle. Der Begriff »Borderline-Störung« ist heutzutage stark stigmatisiert und Betroffene werden von der Allgemeinheit als manipulative, selbstverletzende Unmenschen dargestellt, die ihrem Umfeld schaden und ihre Emotionen nicht im Griff haben. Darstellungen in popkulturellen Medien wie zum Beispiel im amerikanischen Film »Silver Linings«, in welchem Jennifer Lawrence eine emotional instabile junge Frau spielt, die viel Chaos verursacht, fördern diese Wahrnehmung und versäumen eine positive Einordnung. Das ist toxisch, gefährlich und kontraproduktiv. Denn die Erkrankung erzeugt höchsten seelischen Schmerz und persönliches Leid, welches unbedingt behandelt werden muss – ohne im Mittelpunkt einer sensationellen Geschichte zu stehen.

Eine Zeit lang ging es mir nur um Diagnosen: Ich wollte krank sein, ich wollte Worte finden, die beschreiben, wie es mir geht und was ich durchmache. Ich wollte Anerkennung für meinen Schmerz. Ich sammelte Diagnosen wie Trophäen und saugte jede Definition wie ein Schwamm auf. Ich wollte beweisen, dass mein Erleben einen realen Grund hat. Gemischt mit meiner pubertären Entwicklung suchte ich Erklärungen und Anhaltspunkte für mein Erleben und Fühlen und meinen Platz auf der Welt. Gleichzeitig fühlte ich mich wahnsinnig angegriffen von dem Begriff »Borderline« und bis heute versuche ich, die Bezeichnung »emotional instabile Persönlichkeitsstörung« zu verwenden. Es fühlte sich an, als sei mein ganzes Sein eine Erkrankung. Das stimmt aber nicht. Denn Symptome oder ein krankhaftes Verhalten zu zeigen bedeuten nicht, dass das ganze Sein eine Störung ist. Es ist wichtig zu verstehen, dass eine Persönlichkeitsstörung bedeutet, dass sich die Persönlichkeit nicht gesund und frei entfalten konnte. Das hilft zu begreifen, dass, auch wenn es eine schwere psychische Erkrankung ist, es möglich ist, die Symptome zu behandeln und gesundes Verhalten (wenn auch später) zu erlernen. Heute erfülle ich kaum noch Kriterien, um mit einer psychischen Erkrankung diagnostiziert zu werden. Meine Symptome sind gelindert und ich existiere in den Krankenakten lediglich noch als chronisch Erkrankte. Aber bedeutet das, dass es einfach vorbei ist? Weg, geheilt? Natürlich nicht. Es lässt sich wohl mit einer ruhenden Phase beschreiben, einem gezähmten Tier. Aber dieses Tier kann immer wieder wild werden, erwachen und ganz viel Raum einnehmen. Alles Durchlebte bedeutet aber gleichzeitig auch, dass es Hoffnung und Strategien gibt. Dass ich das durchstehen kann, wenn es sein muss, auch noch einmal. Ich sage nicht mehr: »Ich leide an einer Essstörung«, sondern: »Ich litt an einer Essstörung und das war schlimm. Heute geht es mir gut und Essen nimmt nicht mehr meinen ganzen Alltag ein.« Es ist mehr als verständlich, dass Betroffene Halt suchen in Diagnosekatalogen und Beschreibungen dessen, was sie selbst nicht in Worte fassen können. Ich tat das jahrelang. Es ist auch üblich, dass Behandelnde erst einmal nicht über eine konkrete Diagnose sprechen, um die Betroffenen zu schützen. Denn es besteht die Gefahr, dass Betroffene sich nach Diagnosestellung in weitere Symptome flüchten, die sie davor nicht hatten. Es ist ein Versuch der Rationalisierung der eigenen Emotionen und ihrer Vermischung mit vorformulierten Symptomen. Aber es ist auch wichtig zu begreifen, dass wir keine Kategorien sind und Diagnosen Hilfestellungen sind – und Abrechnungsposten für die Krankenkassen. Wir sind nicht alleine mit unseren Emotionen, denn unsere Emotionen sind nicht exklusiv. Jeder Mensch spürt sie in einer ganz persönlichen Form. Genau das sollte aber die Hoffnung streuen, die wir manchmal so verzweifelt suchen. Denn was wir erleben, haben schon tausend Menschen vor uns und noch tausend Menschen mehr erlebt. Die Einsamkeit der Emotionen ist menschlich. Wir sind aber nicht alleine mit ihnen und es klingt pathetisch zu sagen, dass geteiltes Leid nur halbes Leid ist, und manchmal ist es das auch nicht, aber in den allermeisten Fällen wird das Leid erträglicher, wenn wir darüber sprechen und uns gesehen fühlen.

Was ist ein psychisches Trauma?

Ein psychisches Trauma ist definiert als eine Situation, in welcher das Leben oder die körperliche Integrität der betroffenen Person bedroht sind. Dies ist mit intensiver Furcht, Entsetzen und Hilflosigkeit verbunden [11]. Die Erfahrung ist charakterisiert durch gravierende Gefahr mit völliger Hilflosigkeit. Ein Trauma kann jede*n treffen. Bei zwei Dritteln der Betroffenen werden die Ereignisse verarbeitet und die Stress- und Anspannungszustände klingen von alleine ab. Bei einem Drittel entwickelt sich zu den schmerzlichen Erinnerungen eine psychische Störung. Die bekannteste und häufigste ist die Posttraumatische Belastungsstörung (PTBS), allerdings können auch andere Störungen auftreten. Verschiedene Faktoren sind ausschlaggebend dafür, ob eine traumatische Situation zu einer psychischen Störung führt. Von großer Bedeutung sind das innere Erleben und die persönlichen Bewältigungsmöglichkeiten der Betroffenen. Allerdings gibt es auch Ereignisse, die kaum alleine zu bewältigen sind. Nach einer Vergewaltigung erholt sich lediglich ein Viertel der Betroffenen ohne therapeutische Hilfe [12]. Traumatische Erfahrungen können auch dauerhaft auftreten, wie zum Beispiel durch anhaltende Missbrauchserfahrungen in der Kindheit oder eine toxische Beziehungssituation. Hier wird auch von einer chronischen Traumatisierung gesprochen.

Resilienz beschreibt die Wirkung von Schutzfaktoren der Psyche. Je höher die Resilienz, auch psychische Widerstandsfähigkeit, desto besser werden traumatische Erfahrungen verarbeitet. Als resilient werden Menschen bezeichnet, die trotz schwieriger Umstände in der Lage sind, Fähigkeiten zu entwickeln, mit diesen Umständen angemessen umzugehen. Verschiedene Faktoren können die Resilienz eines Menschen beeinflussen. Umwelteinflüsse, personale Faktoren und Prozessfaktoren spielen hierbei eine Rolle. Umweltfaktoren können die Unterstützung der Familie sein, das soziale Umfeld oder die schulische Laufbahn. Zu den personalen Faktoren zählen zum Beispiel die Intelligenz, Toleranz gegenüber der Ungewissheit oder die

Problemlösungsorientierung. Prozessfaktoren beschreiben die Wahrnehmung der Perspektiven und die Akzeptanz des Unveränderbaren. Es ist davon auszugehen, dass Resilienz auch erlernt werden kann. Menschen und ihre Persönlichkeiten sind keine statischen Zustände, sondern dynamisch und veränderbar. Auch wenn viele Faktoren eine Rolle in der Resilienz spielen, wurde festgestellt, dass eine konstante, sichere Bindung zu einer Bezugsperson großen Einfluss auf die Resilienz von Kindern hat. Gleichzeitig kann auch überbehütetes Verhalten zu Problemen in der Vermittlung von Resilienz führen. Studien mit Zwillingen weisen darauf hin, dass Resilienz zu 31–52% genetisch bedingt sein könnte [13]. Eine hohe Resilienz führt seltener zu psychischen Erkrankungen und einem niedrigeren Risiko, nach einer traumatischen Erfahrung an einer PTBS zu erkranken.

Im Großen und Ganzen kann gesagt werden, dass es nicht die Faktoren gibt, die ganz bestimmt zu einer psychischen Erkrankung führen oder uns davor schützen, sondern dass die Faktoren so individuell sind wie eben auch jeder Mensch auf diesem Planeten. Das bedeutet auch, dass wir alle eine Verantwortung tragen, Menschen zu unterstützen, die von einer psychischen Erkrankung getroffen werden. Eine Normalisierung von psychischen Krankheiten hilft nicht nur Betroffenen und Angehörigen, sondern uns allen. Denn das Leben ist nicht immer einfach, es gibt Krisen, die wir nicht vorhersehen können, und schlimme Gefühle gehören zum Menschsein dazu. Und wie wir wissen hilft es, über Probleme zu sprechen, denn sie werden meist durch das Aussprechen schon ein bisschen kleiner. In einer idealen Gesellschaft geben wir diesen Gefühlen Raum und verurteilen nicht, sondern nehmen wahr. Nicht nur bei uns selbst, sondern auch bei unseren Mitmenschen.

Neurodiversität (auch neurologische Diversität) ist vor allem im Bereich Autismus ein Begriff. Sie bezeichnet ein Konzept, das atypische neurologische Entwicklungen als natürliche menschliche Unterschiede einordnet. Das bedeutet, dass die neurologische Ausstattung von Menschen als Erscheinungsform sozialer Vielfalt verstanden wird. Eine psychische Erkrankung sollte ein weiterer Teil unserer menschlichen Facetten sein, jedoch nicht unsere ganze Existenz definieren. Wir sind weit mehr als unsere Erkrankung(en). Wenn wir das verstehen, wird es leichter, den überwältigenden Berg zu besteigen und auch ab und zu eine Pause einzulegen vom Universum des psychisch Krankseins.

Viele Jahre war ich unglücklich, dass meine psychischen Erkrankungen so viel Raum in meinem Leben einnehmen. Zeitweise fühlte ich mich um meine Lebenszeit betrogen. Denn es fühlte sich an wie Verschwendung und Verlorensein im Unglück. Ich hatte das Gefühl, meine Jugend zu verschwenden und Erfahrungen zu verpassen, die ich nicht mehr machen konnte. Allerdings ist das Leben kein fester Zeitplan und Erfahrungen kommen trotzdem, denn es gibt dafür kein festes Alter. Es gibt keine Anleitung für das Erleben. Mit 15 Jahren fühlte es sich an, als ob das ganze Leben schon vorbei sei. Aber das Leben kann lang sein und es ist eigentlich nie zu spät. Also wurde es eine Aufgabe, mir selbst zu verzeihen und mir die Wärme und Liebe entgegenzubringen, die ich verdient hatte und brauchte. Psychisch krank sein ist keine Entscheidung, die ich treffen kann. Ich musste lernen zu verstehen, dass ich nicht über alles in meinem Leben Kontrolle haben kann. Es ist okay, wütend und aufgebracht zu sein. Es ist wichtig zu verstehen, dass es okay ist, Hilfe zu suchen und anzunehmen. Denn es gibt Hilfe und Angebote und Menschen, die sich sorgen. Wir alle verstehen das Leben nicht so ganz, aber wir können uns gegenseitig helfen und das Chaos sortieren und zuhören. In den folgenden Kapiteln geht es um Symptome und wie wir sie besser verstehen können. Es geht darum, wie wir Hilfe annehmen können, es geht um Kliniken und Therapieformen. Das Buch ist ein Versuch, das unerklärbare Leben zu erklären und die Einschränkungen, die psychische Erkrankungen mit sich bringen. Denn eine Sache, die definitiv feststeht, ist, dass es immer und immer und immer wieder weitergeht, auch wenn es sich nicht immer so anfühlt.

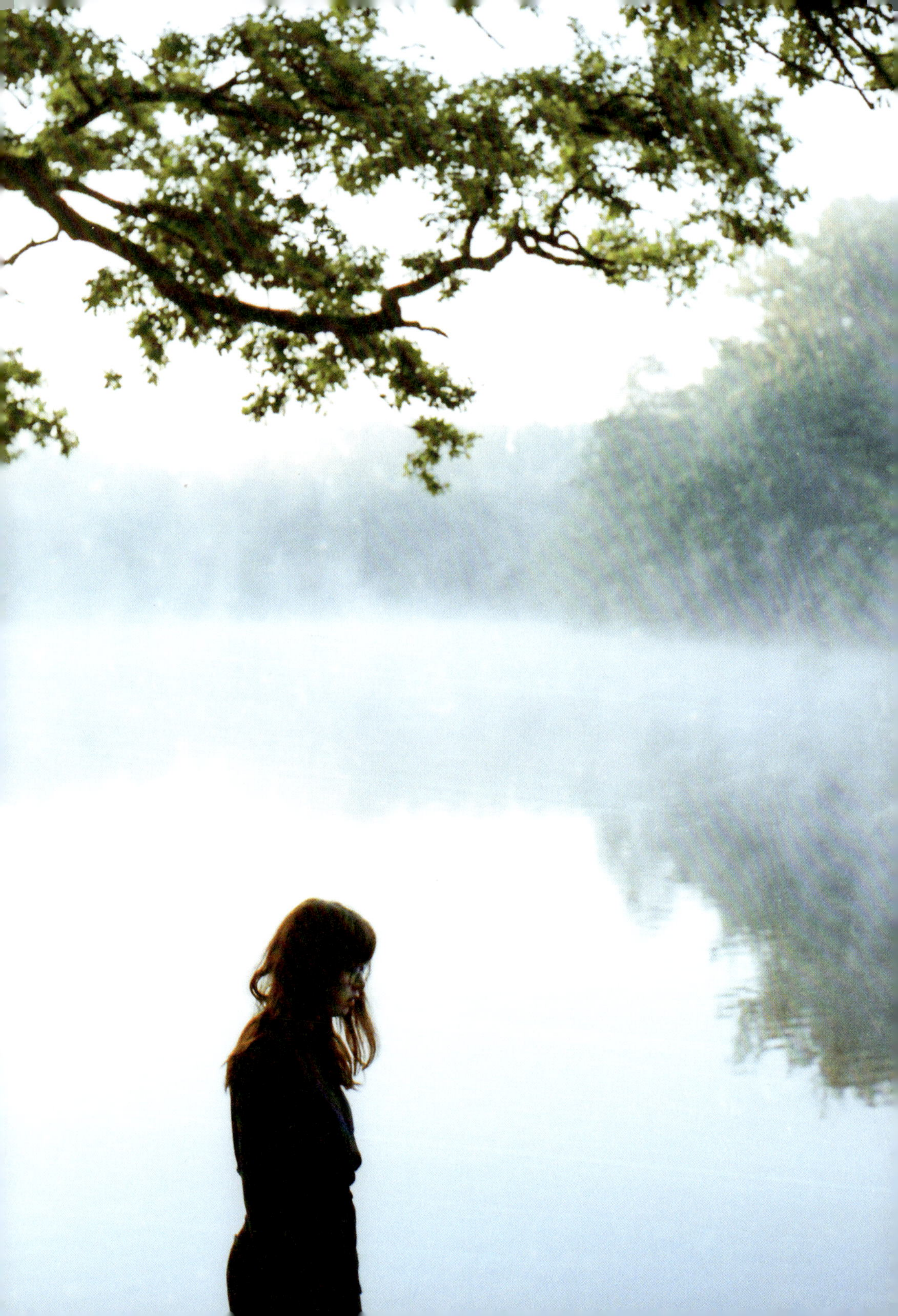

KAPITEL 2

Vom tiefen Tief

Die unendliche Schwere der Existenz

*Dieses Kapitel enthält explizite Beschreibungen von selbstschädigendem Verhalten, Essstörungen und Suizidalität. Es kann belastend sein, solche Umschreibungen zu lesen, und ich bitte die Leser*innen, sich selbst die Sicherheit zu geben, diese Themen emotional fassen zu können. Ich möchte den Hinweis geben, dass es sinnvoll sein kann, beim Lesen Pausen einzulegen und am Ende des Kapitels die aufgekommenen Emotionen wahrzunehmen und eventuell aufzuarbeiten oder mit einer anderen Person darüber zu sprechen. Hinweise auf Hilfsangebote und weiterführende Informationen befinden sich am Ende des Buchs.*

Mein erster Klinikaufenthalt resultierte in meiner ersten, niederschmetternden Diagnose (weitere sollten noch folgen): Borderline-Persönlichkeitsstörung. Die Therapeutin, die mich in dieser Zeit behandelte, eröffnete mir diese Diagnose so ziemlich am Ende meines Aufenthaltes in einer unserer letzten Sitzungen. Als ich ihr Behandlungszimmer verließ, musste ich erstmal im Internet nachsehen, was das jetzt eigentlich bedeuten sollte. Bis heute erinnere ich mich bildlich und schmerzlich, wie ich im fünften Stock des Klinikgebäudes auf den Patientenbalkon trat und furchtbar bitterlich anfing zu weinen und zu schreien und überhaupt war die Schwere der

Welt plötzlich in meinem ganzen Körper. Alles, was ich dazu im Internet las, brach mir das Herz und es wollte sich keine Erleichterung einstellen. Die Aussichten waren damals entmutigend und eigentlich bedeutete alles, was ich las, dass ich für immer krank sein sollte. Obwohl es nun scheinbar eine Beschreibung gab, die mein Leiden erklären sollte, fühlte sich das nicht nach Hoffnung an. Als ich auf meine Station zurückkehrte, fanden mich die Pflegekräfte in einem der desolatesten Zustände meines ganzen Aufenthaltes vor. Aber warum brachte mich diese Diagnose so aus der Fassung? Was war so unendlich schlimm, dass ich es kaum ertragen wollte? Es fühlte sich an, als sei meine ganze Existenz eine Krankheit und ein lästiges Übel für mich und alle anderen sowieso.

Bis es zu meinem ersten Klinikaufenthalt kam (da war ich gerade einmal 16 Jahre alt), verging einige Zeit des destruktiven Verhaltens. Seit ich denken konnte, hatte ich mich nicht mehr glücklich gefühlt, mein Gehirn war benebelt von Traurigkeit und absolut gar nichts in meinem Leben schien Sinn zu ergeben. Einen offensichtlichen Grund hierfür gab es meiner Meinung nach nicht. So waren doch viele äußerliche Faktoren in meinem Leben sichtlich positiv. Ich redete mir selbst ein, dass es keinen Grund gab, unglücklich zu sein. War ich doch überzeugt davon, dass ich mich mit reiner Willenskraft glücklich machen konnte. Was psychische Erkrankungen bedeuten und wie sie funktionieren, hatte ich noch nicht verstanden. Ich war mitten in der Pubertät, alles veränderte sich und ich fühlte mich wahnsinnig unausgeglichen. Mein Körper veränderte sich und das konnte und wollte ich irgendwie nicht akzeptieren. Jede Emotion, die ich spürte, traf mich mit einer Heftigkeit, die ich erst Jahre später verstehen sollte. Nichts half, nichts konnte mich trösten, beruhigen oder halten. Wenn alles zu viel wurde, stürzte ich in eine endlos tiefe Leere. Ich spaltete mich komplett von meinem Körper ab (Dissoziationen), um die überwältigenden Gefühle zu lindern. Noch heute ist es das am schwierigsten zu beschreibende Gefühl. Wie erkläre ich ein Gefühl, das sich durch Abwesenheit aller Gefühle auszeichnet? Leere fühlt sich an wie das Schweben in einem unendlichen Raum. Es gibt keine Anhaltspunkte, keine Rast und das Gefühl wirkt erdrückend und eigentlich wäre ich lieber tief traurig gewesen oder zumindest unglücklich, aber es gab kein einziges Gefühl, das ich in diesem Zustand spüren konnte. Es gab für mich keine Ruhe: Entweder ich spürte scheinbar alle Emotionen, die es auf dieser Welt gibt, oder ich fühlte nichts. Absolut gar nichts. Das konnte mehrmals am Tag geschehen und machte mich unendlich müde. Manchmal erlebte ich mehrmals in der Stunde Stimmungsschwankungen. Später lernte ich, dass diese Leere ein Symptom meiner Dissoziationen war. Die Müdigkeit war das Resultat der Gefühlsachterbahn und ein schicker Nebeneffekt meiner chronischen Depression. Meine Psyche, das lernte ich zu verstehen, war unmittelbar mit meinem Körper verbunden. Symptome der emotional instabilen Persönlichkeitsstörung äußerten sich bei mir vergleichsweise früh. Meist wird von einer Diagnose vor dem 19. Lebensjahr abgesehen, da die Persönlichkeitsentwicklung noch nicht abgeschlossen ist. Meine Diagnose wurde unter Vorbehalt (»Verdacht auf«) gestellt, sie sollte sich dennoch später bewahrheiten.

Ich fing an zu versuchen, diese überwältigenden Emotionen zu regulieren. Auch positive Emotionen waren kaum auszuhalten. Alles war einfach zu viel. Ich versuchte, nicht zu schlafen, und blieb lange wach, bis ich so erschöpft war, dass ich keine Kraft mehr hatte, mich auf meine Gefühle zu konzentrieren. Ich sollte meinen Schlafrhythmus jahrelang vernachlässigen. Mit 13 Jahren dachte ich das erste Mal über die Form meines Körpers nach und obwohl ich nie Gewichtsprobleme hatte, fühlte ich mich unwohl. Mein Körper war für mich ein leidiges Übel, das irgendwie an mir dranhing. Mein Körper forderte von mir, dass ich aß und trank und schlief. Das war mir zu viel. Also begann ich, immer weniger zu essen. Nichtessen katapultierte mich in einen Zustand von Schwerelosigkeit, der nicht vergleichbar war mit der unendlich erdrückenden Leere. Es war wie ein High, das ich so dringend brauchte und erstrebte. Die Pause von meinen schweren Gefühlen. Später sollte ich in eine Bulimie (Ess-Brech-Störung) stürzen, da ich es über die Jahre verlernt hatte, mit Essen umzugehen. Jahrelang drehte sich mein Leben ums Essen. Ich schrieb kleinlichst jeden

Bissen in ein kleines Heft, ich trieb mich in Internetforen herum, in denen wir uns gegenseitig animierten, weniger zu essen. Und wenn mich der Hunger schlimm überrollte, folgten Fressattacken. Nach jeder Fressattacke stürzte ich wieder in tiefste Depression und hielt mich für eine Versagerin. Es war ein Teufelskreis. Ich fühlte mich noch nutzloser als eh schon. Für mich war es logisch, dass Essen mein Lebensinhalt war, denn da gab es scheinbar nichts anderes. Ich konnte alle Energie auf das Essen (oder Nichtessen) konzentrieren und mich somit gleichzeitig von meinen eigentlichen Gefühlen ablenken. Ich plante penibel die Reihenfolge meiner Nahrungsaufnahme, damit ich beim Erbrechen wusste, dass ich auch ja alles wieder ausgekotzt hatte. Als sich mein Würgreflex als nützlich herausstellte, war ich erleichtert und fast ein wenig stolz. Ich teilte Lebensmittel in verbotene und erlaubte ein und nach einer Weile wusste ich, welche Lebensmittel einfacher zu erbrechen waren als andere. Ich zählte Kalorien und eine Zeit lang wollte ich Ernährungswissenschaften studieren. Ich war besessen vom Essen und allem, was damit zusammenhängt. Obwohl meine Essstörung für mich ein Weg sein sollte, wieder Kontrolle über mich und meinen Körper zu erlangen, fühlte ich mich unkontrollierter als je zuvor. Ich fühlte mich mächtig, wenn andere aßen und ich nicht. Ich backte fast jeden Tag Kuchen (für andere) und trank Tee ohne Zucker (für mich). Als in meiner Schule ein Mädchen an Magersucht erkrankte, war ich neidisch. Neidisch auf die Aufmerksamkeit, die sie bekam, und neidisch auf ihre Disziplin (ich fühlte mich wie ein riesiger Wal, der keine Kontrolle über sich selbst hatte). Ich war neidisch auf eine psychische Erkrankung mit der höchsten Sterblichkeitsrate. Rund 10–15 % der Erkrankten sterben an den Folgen einer Anorexie. Mir war damals nicht bewusst, dass eine Essstörung weder ein Spiel war, das ich gewinnen musste (oder konnte), noch dass das Körpergewicht nicht der einzige Indikator für den Leidensdruck ist. Und auch nicht, dass »Disziplin« der falsche Begriff im Zusammenhang mit einer Essstörung ist. Es fühlte sich an, als ob der Schmerz und das Leiden des Mädchens plötzlich sichtbar wären. Man machte sich Sorgen und vielleicht war es das, was ich mir eigentlich selbst sehnlichst wünschte. Obwohl ich mir größte Mühe gab, mein gestörtes Essverhalten zu verheimlichen, wollte ich gesehen werden. Es war ein Paradoxon, das ich selbst nicht verstand. Ich las Berichte über genesene Essgestörte, die mir erklären wollten, dass Essen und Nichtessen niemals den Schmerz lindern könnten. Ich hielt das alles für höchst fragwürdig und glaubte ihnen kein Wort. Denn es gab nichts anderes, das mir Lebensinhalt gab (noch nicht). Ich war besessen vom Essen und vom Nichtessen. Es sollte auch das Symptom und die Begleiterkrankung sein, die immer mal wieder zurückkehrten und am längsten blieben. Im Nachhinein kann ich mein Essverhalten als Indiz sehen. Es verschlechterte sich vor jeder tiefen Krise mal schleichend und manchmal drastisch. Ich war lange nicht bereit, das anzuerkennen. Da Essen und Nahrungsaufnahme ein essentieller Bestandteil unseres Alltags sind, ist es schwer, ein gesundes Essverhalten zu erlernen, und leicht, wieder in alte Muster zu verfallen. Es war ein schwerer Weg, Essen zu einem Bestandteil meines Alltags zu machen, der nicht meine ganze Aufmerksamkeit verlangte.

— Eintrag: 18.11.2011, 13:18 Uhr

»not eating makes me float, I walk through the streets as if I was flying. I'm out of my mind like I'm watching, not really being me. it's like a dream and being empty makes me feel complete. when I'm empty I don't feel helpless, hopeless. I feel like I'm doing a good job, like I'm worth starving. I'm allowed to be here when I don't eat. and for once I feel fine.« —

Meine Erinnerungen sind nicht konkret, ich weiß nicht mehr genau, wann oder warum ich anfing, mir die Arme aufzuschneiden, aber es sollte ein weiterer Versuch sein, meine Emotionen in den Griff zu bekommen. Meine Essstörung machte mich müde und laugte mich aus. Ich hatte keine Kraft mehr, meinen Alltag zu bewältigen. Es stellte sich Gewohnheit ein und somit war mein Essverhalten nicht mehr ausreichend, um meine Gefühle maßgeblich zu beeinflussen. Als ich das erste Mal eine Klinge an meinen Arm setzte, fühlte ich mich wie eine pathetische Jugendliche, die zu viele Coming-of-Age-Filme gesehen hatte. Trotzdem war da eine jugendliche Neugier, die mich wohl dazu brachte, einen Schnitt auszuprobieren. Ich fand das wahnsinnig seltsam und als ich dann meinen blutenden Arm verband, wusste ich auf einmal, warum Menschen sich selbst verletzten. Es ist schwer, einer außenstehenden Person zu erklären, wie es sich anfühlt, einen scharfen Gegenstand in die eigene Haut zu drücken und zu sehen, wie sich die Wunden mit Blut füllen. Es war immer leichter, mich auf banale Abläufe zu konzentrieren, als mich mit meinen Emotionen auseinanderzusetzen. Es war leichter, mich an diese Routine zu halten, als mich meinem endlos öden Alltag zu stellen. Ich war so unendlich müde. Ganz ähnlich wie bei meinen geplanten Fress- und Brechattacken wurde ich süchtig nach dem Gefühl der Spannungsentladung. Mit meiner eigenen Hand und gezielten Schnitten konnte ich den nicht lokalisierbaren Schmerz in meinem Inneren auf eine von mir gewählte Stelle konzentrieren. Ich wurde süchtig nach dem Gefühl von Macht, die ich scheinbar wieder über meine Gefühle gewinnen konnte. Die Kontrolle über unkontrollierbare Gefühle. Auch hier war es eine Illusion, welche bald über mir zusammenbrechen sollte. Denn sowohl mein Essverhalten als auch meine Selbstverletzung bedeuteten gnadenlosen Kontrollverlust.

Natürlich stellte sich heraus, dass ich mich selbst in ein Konstrukt meines Lebens katapultierte, das selbstverletzendes Verhalten als plausible Emotionsregulation darstellte. Alles, was ich versuchte, war lediglich temporäre Befriedigung, die mich nach Abklingen der inneren Ruhe und der wiederkehrenden Anspannung noch unglücklicher zurückließ. Ich hatte so lange gehofft und geglaubt, dass mir das dabei helfen werde, mich endlich »normal« zu fühlen, die Emotionen abklingen zu lassen, dass ich wie ein verwundetes Tier in die Falle tappte, die sich als Teufelskreis herausstellte. Ich entwickelte eine Routine der Selbstzerstörung. Unvorstellbar war für mich ein Leben ohne Selbstverletzung, weil sie für mich das höchste High war, das ich empfinden konnte, und danach war ich süchtig. Es gab da ein anscheinend unendlich tiefes Loch in mir, das ich zu füllen versuchte, eine endlose Leere. Ich war furchtbar schnell gelangweilt und weil meine Emotionen ständig schwankten, brauchte ich starke, äußerliche Reize, die mich ablenken konnten. Ich war süchtig nach dem scheinbaren Gefühl der Kontrolle und irgendwie fühlte ich mich sicherlich auch rebellisch. Gleichzeitig war mein Verhalten alarmierendes Symptom meiner schweren Erkrankung. Ich hatte mich in der Routine meiner Selbstzerstörung in eine Lebensrealität gebracht, die weit entfernt von meinem Umfeld stattfand. Ich isolierte mich und sprach nur noch mit meinen Freund*innen im Internet, die ich nicht persönlich kannte, über meine inneren Schmerzen. Es war wesentlich leichter, mit Menschen am anderen Ende der Welt zu sprechen, als mich an eine Person in meinem Umfeld zu wenden. Ich war gespalten von dem Wunsch nach Hilfe und Rettung und der Angst, meine Bewältigungsstrategien aufgeben zu müssen. Hatte ich mir diese doch so mühsam angeeignet und war nicht bereit, Alternativen zu finden. Damals konnte ich nicht einsehen, dass das selbstschädigende Verhalten mich vollständig im Griff hatte und mir nur den Schein der Kontrolle zusprach.

Es ist wichtig zu verstehen, dass Selbstverletzung ein Symptom ist. Selbstverletzendes Verhalten ist keine Erkrankung, sondern eine Art Antwort auf innere Unruhe und Anspannungen. So unterschiedlich wie Menschen sind, so unterschiedlich sind auch die Symptome ihrer psychischen Erkrankungen. Das bedeutet, dass nicht alle, die sich ritzen, Borderliner*innen sind und nicht alle Borderliner*innen sich ritzen. Der Begriff »Komorbidität« besagt, dass verschiedene Erkrankungen und Symptome gemeinsam existieren können. Die Gesellschaft prägt oft die Symptome, die Betroffene erleben. So erkranken weibliche [14]* Personen wesentlich öfter an Essstörungen. Männliche* Betroffene sind oft impulsiver und leiden häufiger an Substanzmissbrauch. Oftmals sind die Übergänge zu krankhaftem Verhalten fließend und gut getarnt unter gesellschaftlicher Akzeptanz. So ist zum Beispiel Überarbeiten ein angesehenes Symptom, da Betroffene scheinbar »funktionieren«. Regelmäßiger Alkoholkonsum tarnt sich gerne unter dem Feierabendbier oder dem Glas Rotwein zum Essen, obwohl dies genauso ungesund ist.

—— Eintrag 24. Dezember 2011: »ich glaube, ich bin ein ganz schrecklicher mensch.« ——

Zu meinen dunkelsten Zeiten schrieb ich vieles, was ich empfand, auf und suchte Halt in einer Welt, die ich nicht verstand. Ich schämte mich unendlich für meine Gefühle und für mein Verhalten. Akribisch versuchte ich, strukturiert und organisiert meine Essstörung zu verstecken, genauso wie die zahllosen Wunden und Narben auf meinem Körper. Ich fühlte mich ganz furchtbar alleine mit dem, was ich erlebte. Ich verstand nicht, warum ich mich so sonderbar fühlte. Gab es doch niemanden in meinem Umfeld, in den Medien, der mir eine Möglichkeit gab, mich zu identifizieren. Nach all den Jahren des Teufelskreises der Selbstzerstörung entwickelte sich eine neue Seite meiner Erkrankung und all das führte zu einem weiteren dunklen Kapitel meines Lebens. Ich wurde schwer suizidal und wollte nicht mehr am Leben sein. Es fühlte sich hilflos an und ich wusste, dass ich keine Sekunde weiterleben wollte, wenn mein Leben ein endloser Kreislauf aus Selbstverletzung war.

—— Eintrag: 16.12.2010, 21:43 Uhr

»I wonder what's wrong with me. I hate myself, my mind, my body, my face. I think I don't deserve love. I hate school and I hate how I don't care about it. I hate how I can't control myself and how everybody else is just so different. my mind is fucked up and my mood swings are awful and I can't stand them. I cry myself to sleep every fucking night. what is wrong with me? seriously, what is fucking wrong with me?« ——

Ich wachte nicht eines Morgens auf und wollte sterben. Es war ein schleichender Prozess. Als ich das erste Mal den Gedanken hatte, dass es vielleicht doch viel besser wäre, wenn es mich einfach nicht mehr gäbe, war mir nicht klar, dass das der Beginn jahrelanger Suizidalität war. Sterben zu wollen ist eigentlich gegen die Natur des Menschen. Auch mein Körper wollte nicht sterben. Bis heute bin ich jeden Tag dankbar dafür, wie sehr mein Körper die jahrelange Tyrannei mir selbst gegenüber ertragen und verziehen hat. Gleichzeitig bin ich fasziniert davon, wie sehr mein Körper am Leben bleiben wollte, obwohl meine Psyche schon aufgegeben hatte.

Suizidalität bezeichnet einen psychischen Zustand, der geprägt ist durch anhaltende oder sich wiederholende Gedanken, Verhalten oder Impulse, die darauf abzielen, das eigene Leben zu beenden. Das beginnt mit Gedanken, die erstmal ohne Tötungsabsicht existieren können, bis hin zu konkreten Plänen und Versuchen, das eigene Leben zu beenden. Wir sprechen hier nicht von einer Krankheit, sondern einem Symptom. Denn Suizidalität ist Symptom eines tiefergehenden

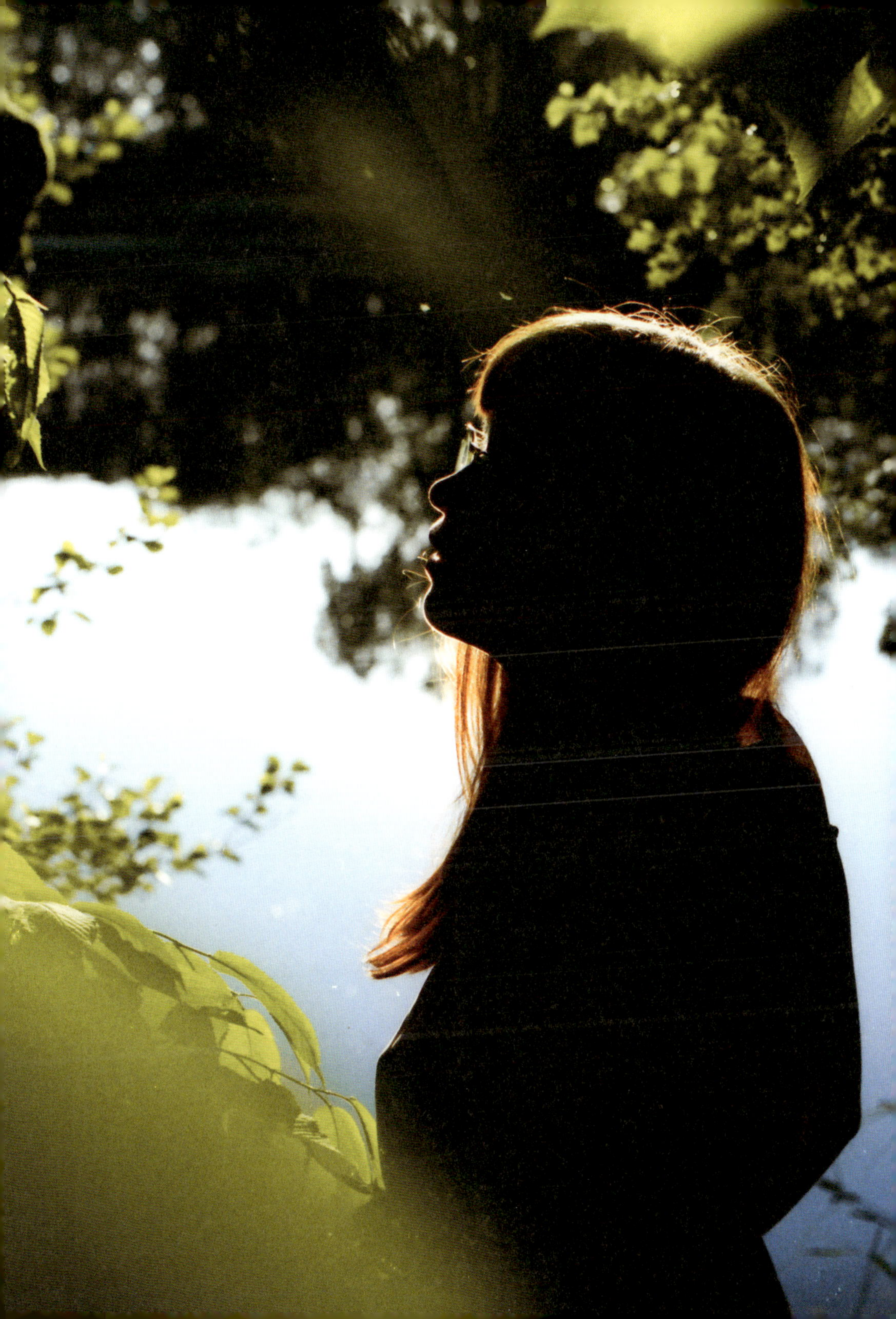

Problems. Betroffene können sich gelähmt von der Hoffnungslosigkeit fühlen und eine Krise kann der Auslöser für eine Selbsttötung sein. Die Gefühle und Gedanken der Betroffenen können sich ambivalent äußern, da viele sich das Ende ihres Leidens herbeisehnen, ohne ihrem Leben dabei ein Ende setzen zu wollen.

Anfangs fand ich den Gedanken, sterben zu wollen, absurd, aber was wäre wenn? Ich begann mich in Verstrickungen zu verfangen und malte mir Szenarien aus, in welchen ich nicht mehr lebte. Nach einer Zeit war ich mir sicher, dass ich meine Volljährigkeit nicht mehr erleben wollte und werde. Da war ein großes, schwarzes Loch in meiner Zukunft, eine Ungreifbarkeit. Ich sah die Optionen des Lebens nie als Option für mich und mein Leben. Ich war mir sicher, dass meine Existenz keine weitere Relevanz für den Fortgang der Geschichte hatte. In einer besonders schweren Zeit verbrachte ich viele Tage und viele Stunden auf Brücken und beobachtete die Landschaft und die vorbeifahrenden Autos. So sehr ich mich mit meiner Nahrungsaufnahme beschäftigte, so sehr malte ich mir in meinem Kopf die verschiedenen Wege des Sterbens aus. Ich sollte irgendwann versuchen, mein Leben zu beenden. Heute noch brennt mein Herz, wenn ich daran zurückdenke. Ich konnte mir nicht vorstellen, dass es mir jemals wieder gut gehen würde. Es war wohl das schlimmste Gefühl, das ich in meinem Leben empfinden sollte. Meine Existenz hat, völlig wertfrei, so wie jede Existenz, eine Relevanz. Auch wenn sich das manchmal nicht so anfühlt. Meine Existenz, und auch die aller anderer, ist nicht

Hilfe für Betroffene

In Kapitel 10 (Seite 148) gibt es Hinweise, wie Betroffene unterstützt werden können. Am Ende des Buches befinden sich Adressen von Anlaufstellen und weiterführende Informationen.

gebunden an eine Gegenleistung. Ich muss keinen Beweis führen, dass ich eine Existenzberechtigung habe. Das Leben ist kein Kampf um die Anerkennung meines Lebensrechts. Das hat sich für mich aber lange so angefühlt.

Ich beschreibe diese Zeit und Gedanken in ihrer Härte und Eindringlichkeit, weil ich weiß, dass es eine Realität ist, die für viele, viele andere Menschen noch heute existiert. Es sind Dinge, die Menschen erleben und fühlen. Es ist keine fiktive Wahrheit, die nur in Filmen existiert. Es ist eine unbequeme Wahrheit, die schmerzlich ist beim Zuhören, aber noch schmerzlicher beim Durchleben. Es ist wichtig, dass wir darüber sprechen. Es ist wichtig zu verstehen, wie sich Menschen, die das durchleben, fühlen. Suizidalität ist kein Todesurteil, wenn sie behandelt und besprochen wird. Sie ist ein Symptom, es kann der Hinweis für eine tiefe Krise sein. Diese Krisen sind überwindbar und nicht ausweglos.

Im Laufe meiner Jugend hatte sich also ein gewaltiger Haufen von Krisen und Verhaltensmustern und einsamen Gefühlen gebildet. Jeder Tag fühlte sich an wie ein Weltuntergang und war es nicht der Weltuntergang, so war es eine langweilige Öde, die daraus bestand, Essen zu erbrechen oder Wunden zu verbinden. Die Unaussprechlichkeit dieser Gefühle führte in meinem Umfeld zu Unverständnis und Berührungsangst. Diese drängte mich noch mehr in die Isolation und ich fand nicht die richtigen Worte, um meinen Schmerz zu kommunizieren. Ich fühlte mich wie eine Außenseiterin, die einzige Person auf der Welt, die sich so schlecht fühlte, wie ich es tat. Der Übergang zu pubertärem Wachstumsschmerz war fließend und nicht einmal heute kann ich beurteilen, welche Gefühle wohin gehörten. Psychische Erkrankungen fühlen sich so unfassbar einsam an. Die Hilflosigkeit des Umfeldes fühlt sich erdrückend an. Es fühlt sich an, als ob niemand diesen Schmerz nachempfinden könnte. Rückschläge und negative Erfahrungen sind menschliche Erlebnisse, die wir alle haben. Die Einordnung dieser Ereignisse in einen nachvollziehbaren Kontext hilft, sie zu verarbeiten.

—— Eintrag: 12.12.2010, 19:23 Uhr
»I'm sick and tired, I'm about to burst, I'm about to scream. I cannot stand anything anymore. Everything is so tiring and exhausting. I hate myself, I hate myself so much.« ——

Keine Worte dieser Welt können letzten Endes begreiflich machen, wie es sich anfühlt, krank zu sein oder an einer Borderline-Störung zu leiden. Keine Beschreibung reproduziert den Schmerz. Das tiefe Tief fühlt sich an wie ein Loch ohne Boden. Im schlimmsten Fall endet dieses Tief im Suizid und dass ich nicht sterben sollte, war vielleicht mein größtes, Glück. Ich wachte aber auch nicht eines Morgens auf und fühlte mich gut. Ich hangelte mich durch meine Lebensjahre und wenn ich glaubte, ein Licht am Horizont zu sehen, schob sich wieder eine Wand der Traurigkeit vor mich. Das war zeitweise entmutigend. Vielleicht war es mein Lebenswille oder ein tiefes Urvertrauen, die mich immer weiter vorantrieben. Ich habe die Dunkelheit gesehen und gespürt und das war ganz und gar nicht einfach. Täglich spürte ich die unendliche Schwere meiner Existenz und wusste nicht, wohin damit. Ich habe viele Jahre gebraucht, um mich selbst kennenzulernen. Um Dinge zu verlernen, die ich mir in meinem Leben angeeignet hatte. In dieser Zeit habe ich viele Dinge gesagt, getan und gefühlt, die ich später nicht mehr fühlte. Viele schmerzliche Ereignisse würde ich gerne ungeschehen machen. Mir selbst zu verzeihen und die eigene Güte entgegenzubringen, die ich so dringend brauchte, war ein wichtiger Schritt in meinem Heilungsprozess. Ich habe viele neue Dinge gelernt und versucht, neue Blickwinkel zu finden. Mir haben jahrelang die Worte gefehlt, um mein Erleben zu begreifen, also habe ich viel Zeit in Recherche investiert. Sie hat mir geholfen, Anhaltspunkte zu finden für die Komplexität meiner Emotionen und die Einordnung meiner Existenz.

Durch die relativ frühe Sichtbarkeit meiner psychischen Leiden konnte ich frühzeitig intervenieren. Ich hatte das Privileg, Therapie in Anspruch zu nehmen und mich stationär behandeln zu lassen. Meine Emotionalität wurde mir als weißer Cis-Frau [14] zugestanden, auch wenn ich aufgrund meines jungen Alters häufig nicht ernst genommen wurde; allerdings erfuhr ich keine schwerwiegende Diskriminierung. Mir ist es wichtig, im Zuge von mentaler Gesundheit und Krankheit auch über gesellschaftliche Privilegien zu sprechen. Cis-Männer können symptomatisch häufiger aggressives Verhalten aufweisen, welches seltener mit Depressionen assoziiert wird. Essstörungen werden meist mit weißen Cis-Frauen assoziiert, dabei leiden Black Women of Colour häufiger an Bulimie als ihre weiße Vergleichsgruppe [15]. Wissenschaftliche Studien und Forschung konzentriert sich auch im psychologischen Bereich hauptsächlich auf weiße Personen. Häufig sogar auf weiße Männer. Internalisierter und struktureller Rassismus sowie patriarchalische Strukturen erschweren es Betroffenen, die richtige Hilfe in Anspruch zu nehmen. In unserer Gesellschaft leiden Cis-Männer unter dem Vorurteil, dass sie keine Schwäche zeigen dürfen. Sie neigen dazu, wesentlich seltener therapeutische Hilfe in Anspruch zu nehmen als Cis-Frauen. Rund 76% der Selbsttötungen sind 2018 von Männern begangen worden. Nicht nur, weil sie aggressivere Methoden wählten. Wenn wir psychische Erkrankungen entstigmatisieren wollen, dann geht das nur, wenn wir auch über die verschiedenen Aspekte der Diskriminierung in unserer Gesellschaft sprechen. Psychische Erkrankungen können alle Menschen betreffen, unabhängig von ihrem gesellschaftlichen Status oder ihrer Identität. Allerdings hängt der Zugang zu überlebenswichtigen Therapien oft vom sozial-ökonomischen Stand ab. Im hinteren Teil des Buches gibt es weiterführende Literatur (Seite 162) und Links zu diesen Themen.

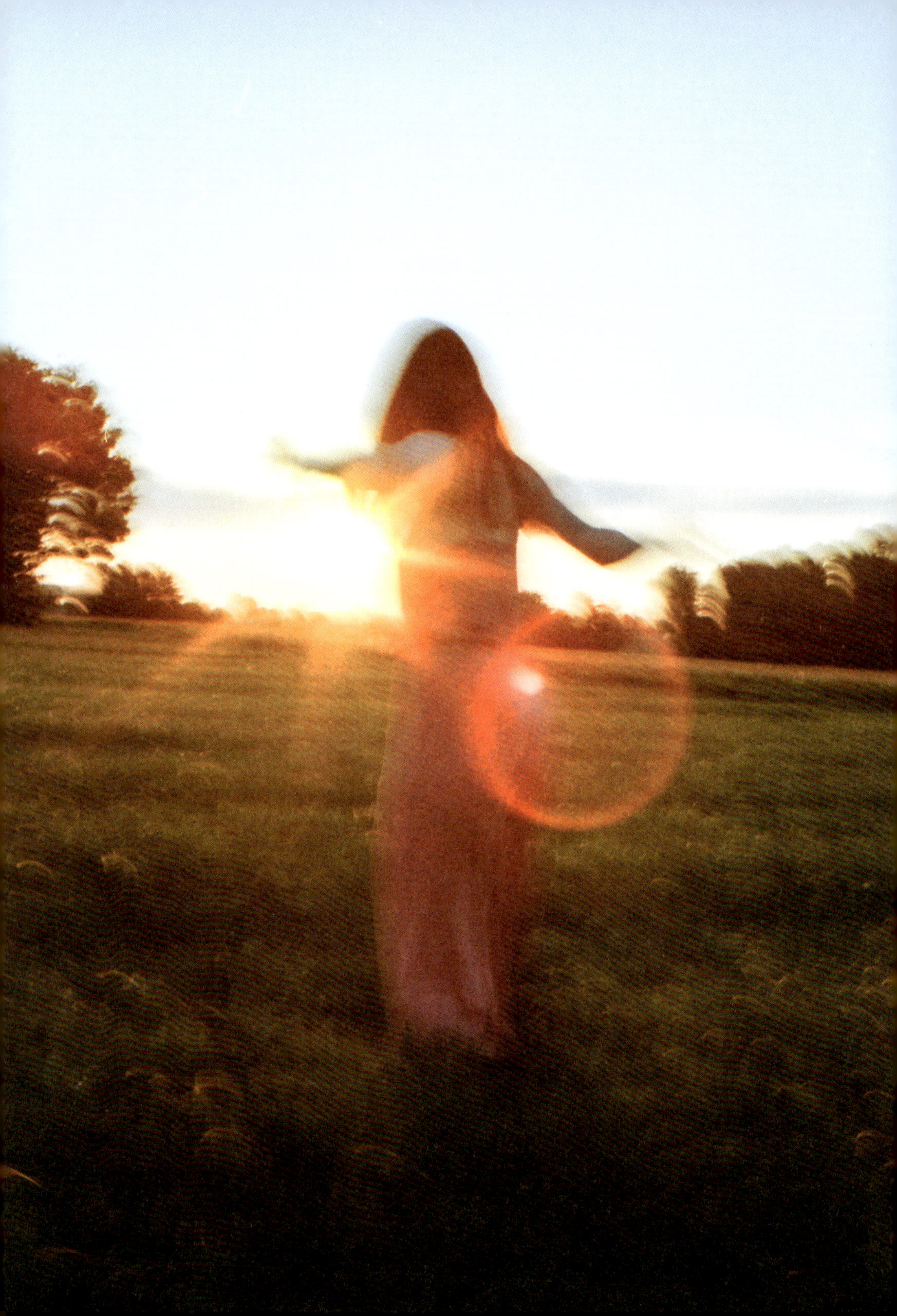

KAPITEL 3

Wie ich aus der Tiefe zurück an die Oberfläche kam

»You've come so far
Well done darling!
We knew that you had it in you
Now you can do anything that you want
World in an oyster
Don't disappoint us
Now you can stand on your own two feet
You can lead me through the streets
Pave the way
Yeah we can dream dreams
Well done my love«

Kate Nash – Paris

Mit dem Gefühl rausgehen, Depression ist auch nur eine Grippe

Wenn ich gefragt werde, wie ich es geschafft habe, mich wieder gut zu fühlen, oder was mein Geheimrezept ist, kann ich darauf keine Antwort geben. Auch wenn es frustrierend ist und ich es selbst nicht hören konnte, es gibt nicht den *einen* Weg aus der Tiefe. Es gibt kein Patentrezept und kein Wunder. Es gibt keine Tablette der Welt, die das Aufwachen morgens in ein grundliegend anderes Gefühl verwandelt. Der schwerste Weg ist der Weg durch den Schmerz, aber es ist auch der Weg, der zur Wärme führt. So individuell die verschiedenen Erkrankungen sind, so individuell sind auch die Heilungen. Aber es gibt Heilung. Ganz großes Ehrenwort und Versprechen.

Durch das viele jahrelange Schreiben konnte ich ein Gefühl finden, das mir eigentlich tatsächlich geholfen hat. Ich habe gefühlt unendliche Stunden Therapiegespräche geführt, habe Bilder in der Kunsttherapie gemalt, musste morgens zur Bewegungstherapie, habe in der Gruppentherapie anderen Menschen zugehört und habe Medikamente genommen, die ich langsam höher dosierte und dann wieder absetzte. In Essgruppen kochte ich Aufläufe und Suppen, ich stritt mich mit Pflegekräften um Essenstagebücher und weigerte mich, am

Programm für Essgestörte teilzunehmen. Ich stieg zwei Mal die Woche auf die Waage, ich besuchte meine Hausärztin zum Blutabnehmen. Ich hatte Beratungsgespräche in tristen Behandlungsräumen, ich besuchte meine Schulpsycholog*innen häufiger, als mir lieb war, ich hatte Erstgespräche und weitere medizinische Untersuchungen. Ich wies mich selbst in die Psychiatrie ein und wurde wieder entlassen. Ich probierte Progressive Muskelentspannung, Yoga und Meditation aus. Ich stellte meine Ernährung um, ich suchte mir neue Hobbys. Ich fing an zu stricken und löste Kreuzworträtsel. Ich bastelte Koffer mit Teebeuteln, Chilischoten und Gummibändern, die mir in Krisensituationen Ablenkung und Hilfestellung geben sollten. Sogar Sport machte ich eine kurze Zeit regelmäßig. Mein Heilungsprozess war ein Trial and Error [16], bei welchem ich immer wieder hingefallen bin und feststellen musste, dass ich falsch abgebogen war. Es gab viele Methoden und Tipps, die ich bekam, von denen ich fest glaubte, dass sie mir helfen würden. Als sie mir dann nicht so halfen, wie es mir versprochen wurde, war ich unfassbar frustriert. Sollte das etwa bedeuten, dass ich unheilbar war? Dass nicht einmal die Methoden, die doch erwiesenermaßen *anderen* Menschen helfen, meinen Schmerz lindern konnten? Ich fühlte mich verloren und demotiviert.

Es ist verständlich, dass Betroffene jahrelang an ihrem Heilungsprozess arbeiten. Denn es gibt eben nicht den einen, richtigen Weg. Es gibt kein Versprechen für die Methoden, die vielleicht schon anderen Menschen geholfen haben. Denn das Scheitern gehört dazu und das ist manchmal die schmerzvollste Einsicht.

Aber was hat denn nun eigentlich geholfen?

Abstrakt formuliert haben mir diese Dinge geholfen: Verständnis, Mitgefühl für mich selbst, Lernen, Ausprobieren und Routine und keinen Alkohol trinken. Das Stimmungsachterbahnchaos wurde erst mit der Zeit weniger chaotisch. Die Welt ist nicht schwarz und weiß.

Es ist nicht immer gut und schlecht. Es kann auch gut und schlecht gleichzeitig sein, denn Emotionen sind einfach da und das ist okay. Jahrelang hatte ich meine Emotionen als Feind betrachtet. Ich war es leid, mich mit ihnen auseinandersetzen zu müssen, und jede Stimmungsschwankung war ein ätzendes Übel in meinem Alltag. Aber Emotionen sind wohl die menschlichste Eigenschaft unseres Seins. Sie entstehen in unserem Gehirn und auch wenn wir diese nicht beeinflussen können, können wir beeinflussen, wie wir mit ihnen umgehen. Und das ist eigentlich die Antwort auf das große Geheimnis. Wir sind unseren Emotionen nicht hilflos ausgeliefert, wenn wir verstehen, woher sie kommen, wie sie sich anfühlen und wann sie wieder gehen.

Über die Jahre habe ich gelernt, meine Emotionalität nicht mehr als Schwäche meiner Persönlichkeit wahrzunehmen, sondern als eine Art Superkraft. Wenn mich die Heftigkeit einer Emotion wieder trifft (und das tut sie letztlich immer), dann weiß ich inzwischen, dass das in Ordnung ist. Früher war ich in den negativen Emotionen gefangen und der mitreißende Strudel ließ keinen Platz für die positiven. Jede positive Emotion überwältigte mich aufgrund ihrer Heftigkeit ebenso. Und mit der Heftigkeit verband ich nur das Negative, weswegen jede Emotion für mich Stress bedeutete. Als ich dieses scheinbar unlösbare Rätsel endlich gelöst hatte, wurde es leichter. Wenn ich glücklich bin, dann bin ich das inzwischen auch wirklich sehr. Ich spüre dieses Glück bis in die Haarspitzen und das Kribbeln im Bauch ist jedes Mal wie Verknalltsein. Die Stärke meiner Emotionen bedeutet nicht nur ein tiefes Tief, sondern eben auch ein hohes Hoch. Wenn ich stolz auf etwas bin, dann ist der Stolz in meiner Brust und streichelt mein Herz. Wenn ich mit den Liebsten zusammen bin und ihre Liebe spüre, dann breitet sich die Wärme in mir aus. Und wenn ich mit meiner Hündin spazieren gehe, kann ich den Wind in der Nase riechen. Der Alltag gibt mir ein Gefühl von Sicherheit und ich fühle mich wohl in der Routine. Ich schreibe meine Emotionen auf, damit ich sie konservieren kann. Damit ich mich auch immer wieder daran erinnern kann, dass sich die Schwere nur im Moment so unerträglich schwer anfühlt, aber dass ich nicht verlernt habe, glücklich zu sein. Geschafft habe ich das, indem ich geübt und geübt und geübt habe, und zwar jahrelang. Die größte Herausforderung war es, zu verstehen, dass mein Leben und mein Alltag keine konstant gefährliche Situation sind, vor der ich mich schützen muss. Dass meine permanente Alarmbereitschaft und panische Angst vor Stimmungsschwankungen mich noch mehr gelähmt haben. Ich habe gelernt, dass auf einen Impuls und eine Emotion auch erst eine Pause folgen darf. Dass ich alle Zeit der Welt habe, um meine Emotionen zu spüren, bevor ich reagiere. Ich habe gelernt, dass ich innehalten darf und kann. Ich habe gelernt, dass Emotionen endlich sind.

Geholfen haben mir viele Ärzt*innen und Therapeut*innen. Jede Therapieform und jede Achtsamkeitsübung haben irgendwie geholfen. Selbst wenn sie nur dazu dienten, mir zu zeigen, was mir *nicht* hilft. Auch wenn ich viele Dinge ausprobierte, die mir so gar nicht taugten, half es zu verstehen, dass es viele Möglichkeiten gibt und ich mich nicht für eine Therapieform entscheiden musste. Das Älterwerden und mehr Selbstsicherheit durch äußerliche Umstände haben ebenfalls dazu beigetragen, dass ich mich stabilisierte. Ich habe keine spezifische Therapie für Borderliner*innen gemacht. Auch während meiner Klinikaufenthalte war ich nicht auf den Stationen für Persönlichkeitsstörungen. Aus persönlicher Erfahrung kann ich über diese Therapiemethoden nicht berichten, allerdings gelten die DBT (Dialektisch-Behaviorale Therapie) und die Mentalisierungsbasierte Therapie als spezifisch wirksam bei der instabilen Persönlichkeitsstörung [17]. Gleichzeitig zeigt mein Heilungsweg aber, dass eine störungsspezifische Therapie nicht der einzige Weg sein muss. Ich habe mir über die Jahre viel Wissen und Informationen über die Borderline-Störung angeeignet. Es war mir wichtig zu verstehen, was in meinem Gehirn vor sich geht und wie menschliche Gehirne funktionieren. Gleichzeitig beschäftigte ich mich viel mit psychologischen und neurologischen Themen. Jede Suche nach Studienergebnissen oder Metaanalaysen über Persönlichkeitsstörungen war kompliziert und anstrengend. Allerdings bemerkte ich über die Jahre eine Veränderung der Wahrnehmung der Borderline-Störung in den Reihen der Wissenschaft und der Ärzt*innen. Wahrscheinlich gab mir das Wissen über aktuelle Forschungsstände auch ein Gefühl von Kontrolle und Sicherheit. Durch die jahrelange Recherche habe ich gelernt, die Dinge besser zu differenzieren und nicht alles auf mein eigenes Leben zu übertragen. Die Antworten auf meine eigenen Fragen konnte ich in mir selbst finden, dafür brauchte es keine Metaanalyse über subsyndromale Phänomenologie der Borderline-Persönlichkeitstörung [18].

The Magical Glory of Boringness

Mittelmäßigkeit hat den Schein von Langeweile. Aber wie schön ist es, in der Mitte zu sein und jedes Hoch führt zwar wieder zurück zur Mitte, aber jedes Tief tut das auch. Meine größte Erkenntnis war die Entdeckung der magischen Langeweile.

Ein Symptom der emotional instabilen Persönlichkeitsstörung sind unter anderem starke Stimmungsschwankungen. Diese können mehrmals am Tag auftreten. Im Gegensatz zu einer Bipolaren Störung finden Stimmungsschwankungen häufiger statt und halten kürzer an. Die Borderline-Störung wird als die psychische Störung verstanden, die den größten emotionalen Schmerz auslöst [19]. Dieser Schmerz ist sowohl intensiv als auch chronisch. So wird Traurigkeit als tiefste Verzweiflung empfunden, Nervosität als Panik und leichte Verstimmung als Weltuntergang. Diese Intensität der Gefühle ist für Nichtbetroffene sowohl komplex als auch einzigartig. Denn keine andere psychische Störung zeichnet sich durch derart intensive Gefühle aus. Um diese intensiven Gefühle zu lindern, neigen Borderliner*innen zu impulsivem und selbstschädigendem Verhalten. Die Sterblichkeitsrate bei Betroffenen liegt bei 10%. 60–70% der Betroffenen unternehmen mindestens einmal einen Suizidversuch, weswegen die Rate von Suizidversuchen wesentlich höher ist als die der Suizide. Suizidales Verhalten (Suizidversuche, Androhung und/oder

Andeutung von Suizid) gilt, neben selbstverletzendem Verhalten, als ein Diagnosekriterium.

Die Wahrnehmung von Betroffenen ist in erhöhter Alarmbereitschaft. Das bedeutet, dass viele Sinneseindrücke gleichzeitig aufgenommen werden, damit eine Gefahr frühzeitig ausgemacht werden kann. Diese Gefahr bezieht sich hauptsächlich auf die Angst vor dem Verlassenwerden und ist die allermeiste Zeit unbegründet. Das ist nicht nur anstrengend, sondern auch ermüdend. Das Gehirn wurde schon früh auf eventuelles Verlassenwerden konditioniert, meist in der Kindheit. Das kann sich dann zu einer tiefen Angst entwickeln, die Betroffene erleben. Ich beschreibe das so: Wenn mein Gehirn eine Autobahn wäre, dann wären die Gedanken und Wahrnehmungen die Autos, die mit 220 km/h über die Straße bretterten. Vierundzwanzig Stunden am Tag (sogar im Schlaf). Es gibt Medikamente, die diese Gedankenautobahn verlangsamen können, helfen kann auch Meditation [20]. Ich habe verstanden, dass diese emotionale Wahrnehmung nicht abgestellt werden kann, allerdings gibt es Wege, Reize abzuschwächen. Deswegen nehme ich sie als Superkraft wahr und versuche, sie liebevoll anzunehmen. Ein Versuch an der Berliner Charité mit 30 Borderline-Patient*innen (und 30 Kontrollpersonen) zeigte, dass diese emotional überschwemmt werden, wenn sie sich in andere Personen einfühlen [21]. Das hängt mit einer größeren Grunderregung bei den Betroffenen zusammen.

Die ständige Reizbarkeit führte dazu, dass ich Langeweile kaum ertragen konnte. Ich strebte andauernd nach Stimulation und heute noch sind stille Räume für mich unerträglich. Bücher, Filme und Musik können mich schnell langweilen und oftmals mache ich mir Dinge komplizierter, als sie eigentlich sind. Ich wollte mich in meinen extremen Emotionen ausleben, denn Mittelmäßigkeit machte mir Angst. Ich musste ständig etwas tun und konnte kaum stillhalten. Es brauchte einige Erlebnisse in der Bewegungstherapie, bis ich lernte, mich selbst und meinen Körper auszuhalten. Das erste Mal lag ich auf einer Matte mit meinen Mitpatient*innen und sollte einem Märchen lauschen. Nach kurzer Zeit fing ich furchtbar an zu weinen, da ich es nicht gewohnt war, einfach nichts zu tun, ohne mich dabei schrecklich zu fühlen. Wenn ich in Zuständen der Lethargie stundenlang an meine Decke starre, wiegen die Emotionen so schwer, dass es wie ein Nebel im Kopf ist. Aber hatte ich Energie, so musste ich all die Zeit, die ich mich nicht bewegen konnte, wieder kompensieren. Meine Aufgabe war es also, eine Beständigkeit in mein Leben zu bringen. Zwar suchen wir gerne diese Beständigkeit in äußeren Faktoren, aber um Beständigkeit nachhaltig in unser Leben zu integrieren, müssen wir diese bei uns selbst finden. Ich fand sie, indem ich strikte Routinen in meinen Alltag einführte. Inzwischen brauche ich keine strengen Zeitpläne mehr, denn die Abläufe haben sich in mir gefestigt. Wenn ich morgens aufstehe, auch wenn es keinen Termin gibt, putze ich meine Zähne, frühstücke und mache das Bett. Man könnte meinen, dies sei nun wirklich das Mindeste, das man in seinem Leben tun sollte, allerdings war es nach Jahren schwerer Depression eben nicht das Einfachste. Als die Abläufe in meinen Alltag kamen, kamen auch die Phasen der Ruhe ohne extreme Emotionen. Diese Phasen nenne ich inzwischen »Magical Boringness« (glorreiche Langeweile). Es ist auch für neurotypische Personen schwer, einfach mal Stille auszuhalten. Bei Borderliner*innen kann diese Stille zu einer schweren Krise führen. Die Langeweile bewerte ich neutral, nicht negativ. Sie kann eine Pause zwischen Aufgaben sein, es kann ein Wochenende sein, an dem einfach nichts zu tun ist. Aber Langeweile ist ein Gefühl, das wir schnell übersehen oder versuchen zu vermeiden. Dabei kann es ganz fabelhaft sein, einfach den Himmel zu beobachten oder ein Kartenhaus zu bauen. Auch Spaziergänge allein und ohne Musik bedeuten, dass man sich auf seine eigenen Gedanken konzentrieren muss. Anfangs ist das ungewohnt und vielleicht kommen Dinge ans Tageslicht, die lange keinen Raum gehabt haben. Aber es ist eine Übung und jedes Mal wird es leichter, und irgendwann ist es schön, überhaupt gar nichts zu tun. Die Ruhe hilft auch, die vorangegangenen Emotionen in Relation zu setzen. Es hilft, sich selbst wieder einzupendeln und durchzuatmen. Der Blick lenkt sich automatisch auf die Mitte und beruhigt sich, denn Extreme sind immer anstrengend, egal ob positiv oder negativ. Die Langeweile kann magisch sein, wenn wir sie aus einer anderen Richtung betrachten.

Drei Dinge, die ich in meinem Leben gelernt habe

Es gibt drei Dinge, die ich in meinem Leben gelernt habe, die sich für meine eigene Heilung als unverzichtbar herausgestellt haben. Natürlich habe ich die Weisheit nicht mit Löffeln gefressen und eigentlich habe ich in meinem Leben noch nicht ganz so viele Dinge verstanden, wie ich das vielleicht schon gerne hätte. Aber es sind kleine Anfänge und Richtungen, die sich als hilfreich erwiesen haben.

1. NUR WER SPRICHT, DEM KANN GEHOLFEN WERDEN. Ich habe gelernt, die Verantwortung bei mir selbst zu suchen und zu finden. Wir wünschen uns so sehr Geborgenheit und Sicherheit, dass wir dazu neigen, diese Verantwortung anderen Menschen zu übertragen. Vor allem Menschen mit Kindheitstraumata mussten früh erwachsen werden. Das bedeutet auch, dass das Kindsein zu kurz kam und sich nie richtig entfalten konnte. Nicht immer ist das auf den ersten Blick erkennbar, aber unsere frühkindlichen Erfahrungen prägen unsere späteren Beziehungen zu anderen Menschen. Wie wir lieben und Beziehungen führen, hängt damit zusammen, was wir aus der Vergangenheit versuchen auszugleichen. Ein Defizit oder eine Überkompensation kann zu problematischem Verhalten führen. Es ist wichtig, solche Dinge auszusprechen und offen und ehrlich zu kommunizieren. Wir können nicht erraten, wie sich das Gegenüber in einer Situation fühlt, wenn es uns nicht gesagt wird. Nicht-Sprechen führt zu Missverständnissen und falschen Rückschlüssen. In meinem Leben habe ich versucht, viele Dinge passiv aggressiv zu lösen, meist, indem ich gar nicht gesprochen habe, die andere Person durch mein Verhalten aber deutlich spüren ließ, dass ich verletzt war. Durch dieses Verhalten entsteht auch das Stigma von manipulativen Verhalten von Betroffenen. Es ist wichtig zu erwähnen, dass Borderliner*innen nicht böswillig handeln. Meist geschehen Prozesse unbewusst und Betroffene, die noch nicht selbst reflektieren können, sind in ihrem ungesunden Verhalten gefangen. Aber egal ob betroffen oder neurotypisch: Wir profitieren im Umgang miteinander von einer fairen und offenen Gesprächskultur, in welcher wir nicht ständig bewerten und unser Gegenüber als Menschen mit eigenen Emotionen und Wahrnehmungen erkennen. Die allermeiste Zeit hat das Verhalten anderer nichts mit uns zu tun. Wenn wir das verstehen, können wir auch verstehen, dass wir lediglich für uns selbst Verantwortung tragen. Es ist unsere Aufgabe, unsere Wünsche klar zu kommunizieren, Grenzen zu ziehen und aufzuzeigen. Die einzige Person auf der Welt, die wir verändern können, sind wir selbst.

2. DU WIRST NIE WISSEN, WAS DEIN GEGENÜBER WIRKLICH DENKT UND FÜHLT. Aufbauend auf der Tatsache, dass wir für uns selbst verantwortlich sind, können wir niemals wissen, was unser Gegenüber wirklich fühlt und denkt. Nicht einmal, wenn die Person es verbalisiert. Das klingt zwar ziemlich frustrierend, aber eigentlich ist es die Bestätigung, dass einzig wir die Verantwortung für uns selbst tragen. Außerdem bekräftigt es uns darin, dass es ziemlich egal ist, was andere Menschen über uns denken. Denn wir werden es nicht wissen und wenn, dann ist es trotzdem nicht in unserer Verantwortung, dieses Bild von uns zu ändern. Es braucht ein Grundvertrauen zwischen zwei Menschen, das uns ermöglicht, dem Gegenüber zu vertrauen, dass dieses ehrlich zu uns ist. Wenn eine Person nicht sagt, wie sie sich fühlt, sie ein Problem oder einen Wunsch hat, dann kann niemand wissen, wie diese Person sich fühlt. Ich habe oft geglaubt, dass ich wissen *muss*, was mein Gegenüber denkt und fühlt, aber ich *kann* es eben auch nicht wissen. Und das ist okay. Sobald sich ein Gespräch eröffnet, in welchem mir eine Person erzählt, wie sie sich fühlt, kann ich meinen Teil der Verantwortung für dieses Gespräch übernehmen. Denn wie war das doch gleich? Genau: Wir sind nur für unser eigenes Handeln verantwortlich.

3. FAKE IT TILL YOU MAKE IT. Mit dieser Lebensweisheit habe ich schon viele positive Veränderungen in meinem Leben gestaltet. Viele Aufgaben bin ich, zwar ängstlich und eingeschüchtert, angegangen und konnte nach ein bisschen Zeit erleben, dass sich meine gespielte Selbstsicherheit in echte Selbstsicherheit verwandelte. Es ist auch wichtig zu erwähnen, dass vor allem Frauen* dazu neigen, sich selbst nicht ernst zu nehmen oder ihre Fähigkeiten zu unterschätzen. Systematischer und internalisierter Sexismus führen zu einem schlechteren Selbstbild von marginalisierten Gruppen. Inzwischen lebe ich danach, dass ich mich in Entscheidungssituationen oder Gehaltsverhandlungen an einem weißen, alten, heteronormativen Cis-Mann orientiere, der genug Selbstbewusstsein für uns beide hat. Je öfter es Situationen gab, in denen ich mich unsicher fühlte oder mir nicht wirklich sicher war, was zu tun ist, desto mehr konnte ich mein Selbstvertrauen üben. Anfangs habe ich daran nämlich gar nicht geglaubt und fand mich furchtbar. Es fühlte sich an, als ob alle Menschen in meinem Umfeld sowieso viel besser seien als ich und ich bald als Hochstaplerin enttarnt werden sollte (Hochstapler-Syndrom). Inzwischen hat sich mein gespieltes Selbstvertrauen in echtes Selbstvertrauen gewandelt. Nicht nur die Verantwortung trage ich in mir selbst, sondern eben auch die Selbstsicherheit. Der Mut, sich Dingen zu stellen, die außerhalb unserer Komfortzone liegen, hilft sehr, die eigene Persönlichkeit zu fördern und zu entwickeln. Der metaphorische Sprung ins Wasser mag kalt und beängstigend sein, aber wie warm es sich doch anfühlt, wenn man erst einmal wiederauftaucht und den eigenen Körper spürt. Und meistens ist alles gar nicht so schrecklich schlimm, wie es vielleicht den Anschein hatte. Denn das Wasser ist im ersten Moment zwar eiskalt, aber der Körper gewöhnt sich daran und wir tun das auch.

Sowohl meine ambulanten Therapien als auch meine stationären Klinikaufenthalte waren furchtbar anstrengend, halfen mir aber durch viele Stunden Gesprächstherapie dabei, Emotionen zu verbalisieren und in meinen Körper zu spüren und zu hören. Ich bin in meinem Leben auf kompetente und engagierte Therapeutinnen gestoßen, wofür ich sehr dankbar bin. Der Weg durch die verschiedenen Therapien waren nicht immer leicht und nach jeder abgeschlossenen Therapie war ich der festen Überzeugung, dass ich damit »fertig therapiert« war. Inzwischen verstehe ich, dass mein ganzes Leben ein Lernprozess ist, und so ganz fertig werde ich wohl nie sein. Viel schöner ist es vor allem auch, dass ich jeden Tag Neues lernen kann, wenn ich möchte. Alles wandelt sich, ich wandle mich und Wandlungen sind Chancen für uns. Ich habe gelernt, dass ich nicht auf bessere Zeiten warten muss, sondern die Zeiten selbst besser gestalten kann. Ich habe gelernt, soft und weich zu mir zu sein, Mitgefühl zu zeigen. Ich habe aufgehört, mich mit Strenge zu strafen und das Gefühl abgelegt, dass die ganze Welt, außer mir, das Leben verstanden hat. Mein Leben ist nicht mehr in Kategorien unterteilt. Es gibt nicht mehr nur schwarz und weiß oder gut und schlecht. Inzwischen gibt es Grautöne und eigentlich sogar auch bunte Farben. Ich hinterfrage, mehr als vorher, Informationen und Emotionen. Ich ordne mir das Leben, wie es sich gut anfühlt. Ich versuche einfühlsam zu sein mit mir und anderen. Denn eigentlich sind wir alle ziemlich planlos im Chaos des Universums und genau deswegen ist es viel schöner, gemeinsam planlos zu sein als einsam planlos.

Auch jetzt gibt es noch keine Anleitung für mein Leben, nur Anhaltspunkte. Als es um das bloße Überleben ging, war es notwendig, dass ich genug schlief und genug aß. Ich konnte keine Therapie machen, ohne meinem Körper das zu geben, was er brauchte, um genug Energie für das Kopfchaos zu haben. Es gibt keine Therapie, die besser oder schlechter ist, als eine andere. Verschiedene therapeutische Ansätze helfen verschiedenen Störungsbildern und Erkrankten. Welche einem ganz persönlich weiterhilft, kann kein Ratgeber der Welt beantworten. Deswegen ist es so wichtig, nach Rückschlägen nicht aufzugeben und es immer, immer, immer weiter zu versuchen. Manchmal braucht es Überwindung und es ist unbequem, sich seinen größten Ängsten zu stellen, aber es ist die schönste Aufgabe im Leben, sich selbst besser kennenzulernen. Je mehr wir über uns selbst wissen und erfahren, desto leichter wird es, das Zusammenspiel von Kopf und Körper und Verhalten einzuordnen. Meine eigenen Stärken zu erkennen hilft mir, mehr Selbstbewusstsein aufzubauen. Alles existiert miteinander und nicht voneinander getrennt. Für sich selbst Verantwortung zu übernehmen bedeutet auch, Fehler einzugestehen und sich zu entschuldigen. Weil auch unser Dasein miteinander existiert und nicht voneinander getrennt. In einer Leistungsgesellschaft wird das oft vergessen, aber Perfektion ist ein Konstrukt, das wir uns erschaffen haben, denn nicht einmal die Natur selbst ist perfekt. Perfektionismus beschreibt einen endgültigen Zustand, der sich nicht mehr verändert, denn er ist ja schon perfekt. Also eigentlich das komplette Gegenteil vom Menschsein. Wir finden die schönen Dinge so vollkommen, dass wir die Vollkommenheit in uns übersehen.

Ich habe das tiefe Tief gesehen und ich habe von unten die Oberfläche gesehen, die endlos weit weg erschien. Das Durchbrechen der Oberflächenspannung war unspektakulär, quasi ein schleichender Prozess, aber irgendwann bekam ich wieder Luft. Jetzt sitze ich auf der Oberfläche und kann die Tiefe sehen, aber sie ist weit, weit weg. Die Tiefe war lange Zeit ein Zuhause. Die Höhe kann ich auch sehen und wenn die Sonne scheint, ist es warm auf der Oberfläche. Manchmal besuche ich die Tiefe, aber es sind kürzere Besuche, ich bleibe nicht mehr lang. Wir sind inzwischen gute Bekannte, wir grüßen uns. Auf der Oberfläche, direkt in der Mitte, da fühle ich mich am wohlsten. Ich kann ganz fabelhaft alles im Blick behalten und ich weiß, dass die Mitte inzwischen mein Zuhause ist und nicht mehr eine Traumvorstellung, der ich hinterherjagen muss. Es kostet mich nicht mehr Anstrengung, den Zustand auszuhalten. Die meisten Tage im Leben sind eigentlich nicht weiter bemerkenswert und das ist auch okay. Dadurch besteht die Chance, die spektakulären Tage des Lebens auch als diese wahrzunehmen.

Mein Leben sollte ein tiefes Schwarz sein, in meiner Vorstellung gab es keine Farben in meiner Zukunft. Heute ist alles in bunten Farben und wenn ich in die Zukunft sehe, dann erblicke ich alle Farben des Regenbogens und noch mehr. Ich bin der lebende Beweis, dass nach der Dunkelheit etwas existiert. Das ist nicht mir exklusiv vorbehalten und ich verstehe, dass es keine Formulierung gibt, die Betroffenen in der Schwere hilft. Aber selbst, wenn es nur ein bisschen Hoffnung weckt oder hilft, ein kleines bisschen weiterzumachen, dann sollen diese Worte genau so hier stehen.

Es gibt ein Leben nach der Dunkelheit, versprochen.

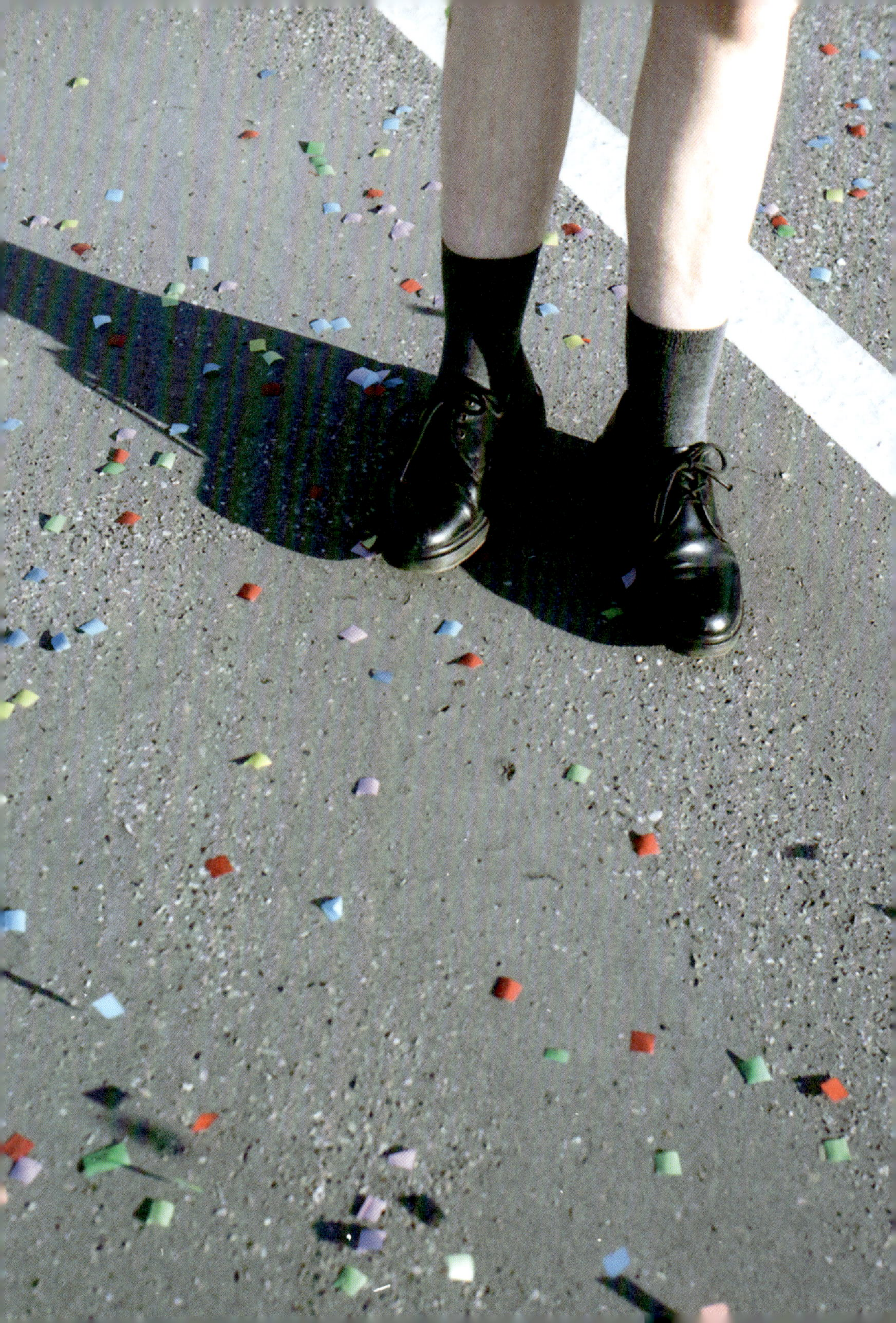

KAPITEL 4

Von Symptomen und Realitätsflucht

»I used to slice open my arms
hoping the wounds
would heal
my broken words
and thoughts and feelings«

Alkohol und andere Wege, sich selbst zu schaden

Dieses Kapitel enthält explizite Beschreibungen von Alkoholkonsum und selbstverletzendem Verhalten.

Die ersten Male, die ich Alkohol trank, stolperten wir noch unerfahren durch die Abende (allzu spät wurde es in diesem Alter noch nicht) und jeder Sturz und jedes geklaute Schild waren die lustigen Geschichten, die wir uns am nächsten Tag erzählten. Es gab niemanden, der mir erklärte, wie Alkohol eigentlich funktioniert. Wir waren Jugendliche, die ihre ersten Schlucke tranken. Weitestgehend war das normal für unser Alter. Die Erfahrungen, die man eben so macht. Gesellschaftlich angepasst, aber doch eigentlich eine Katastrophe. Ich erinnere mich an einen Abend, an dem ich mich von den ganzen Alkopops, die wir in uns reinkippten, fürchterlich übergeben musste. Mein Erbrochenes sah aus wie ein Regenbogen und danach ging es mir zwar besser, aber gut fühlte sich das nicht an. Es war eines der ersten Male, die ich von Alkohol brechen musste. Wahrscheinlich folgten noch hunderte.

Ich fing an, mich im Partydasein wohl zu fühlen. Je älter ich wurde, desto länger wurden auch die Abende. Es gab immer einen Grund zu trinken und als ich mit meinen Abiturprüfungen fertig war,

war ich eine Woche lang dauerbetrunken. Geburtstage, Ereignisse, Wochentage – Gründe zum Trinken gab es immer. Irgendwann war es auch Langeweile. Anfangs fieberte ich immer nur dem Wochenende entgegen, irgendwann fingen wir auch an, unter der Woche zu trinken. Ob Feierabendbier oder Frühstückssekt – unserer Kreativität waren eigentlich keine Grenzen gesetzt. Alkohol ließ mich alle Schmerzen vergessen, die ich tagtäglich fühlte. All das geschah, aber dass ich ein handfestes Alkoholproblem entwickeln sollte, war zu gut unter jugendlicher Sünde und erwachsen werdendem Leichtsinn getarnt. Damals verstand ich nicht, warum Menschen nicht tranken, weil ich selbst so dringend darauf angewiesen war, meine eigenen Gefühle zu betäuben. Ich verstand nicht, wie Menschen ihre Gefühle nicht betäuben müssen. Ich begann, mich mit einem Drink in der Hand zu identifizieren. Immerhin wurde mir das so in Werbung, Film und Fernsehen verkauft. Es ging ständig darum, dass nur der Alkohol das Leben – mein Leben – erträglicher zu machen schien. Jede Tat und Aktivität wurde mit ausreichend Alkohol belohnt. Es gab da diesen Klub, in den ich wollte. Ein fiktiver Klub von coolen Menschen, die ich bewundert habe mit ihren Cocktailgläsern und Zigaretten in der Hand. Ich wollte so sein wie sie, um auch so gesehen zu werden. Cool und lässig, Kontrolle über das Leben und erfolgreich. Der Klub der Erwachsenen schien exklusiv und unerreichbar und vor allem hatten sie kein Alkoholproblem. Ich war gelähmt von meiner Machtlosigkeit und Minderjährigkeit. Dass dieses Bild von meinem Umfeld bloßer Schein war und eine groteske Lüge, die ich mir zusammenreimte, konnte ich noch nicht begreifen. Das Erwachsensein ist keine andere Welt, zu der ich mir Zutritt erspielen muss. Eigentlich sind wir alle ziemlich planlose Erwachsene und alle halten die anderen für kompetenter als sich selbst.

Erst im Sommer 2019 hörte ich auf, Alkohol zu trinken. Bis dahin durchlief ich Therapiegespräche, Alkoholabhängigkeitsdiagnosen und Ärzt*innen, die mir dringend abrieten, weiter Alkohol und andere Drogen zu konsumieren. Die mir keine Heilungschancen aussprachen, bis ich es schaffte, mich nicht mehr ständig zu betäuben. Ich hörte unzählige Male auf zu trinken, nur um dann wieder anzufangen. Manchmal trank ich zwei Wochen nicht und war mir dadurch sicher, dass ich gar kein Problem mit Alkohol hatte. Ich trank nur selten alleine, meistens also in Gesellschaft oder beim Feiern. Für mich war das die Regel, denn hätte ich allein getrunken, dann wäre sogar ich vielleicht auf die Idee gekommen, dass ich zu viel trinke. Oftmals habe ich aber auf dem Weg zu einer Feier schon das erste Bier getrunken. Ich musste mich ja einstimmen aufs Einstimmen bei Freund*innen, bevor wir überhaupt feiern gingen. Ich passte nie in die Kategorie einer Alkoholkranken, denn unsere Gesellschaft gibt uns ein konkretes Bild dafür vor, was Alkoholabhängigkeit zu bedeuten hat. Wir sehen die Obdachlosen auf der Parkbank mit der Flasche in der Hand, aber nicht die Mutter, die abends zwei Flaschen Wein braucht, um einzuschlafen. Oder den Kellner, der seine Schicht nüchtern nicht übersteht. Ich habe viele Bücher zu legalen und illegalen Substanzen gelesen. Ich habe mich intensiv mit den gesellschaftlichen Strukturen unseres Konsums beschäftigt und vor allem mit der Rolle der Frau. Die Geschichte zeigt, dass Frauen schon lange betäubt werden und sich selbst betäuben. Das Verständnis dieser Umstände hat mir letztendlich geholfen, nicht mehr nach dieser Betäubung zu streben. Es war ein jahrelanger Kampf, den ich gegen mich selbst und den Alkohol führte. Ich konnte partout keine angepasste Trinkerin werden, egal wie sehr ich es versuchte. Den Fehler suchte ich natürlich bei mir. Die anderen schienen es ja auch zu schaffen, angemessen (was ist denn eigentlich das richtige Maß?) zu trinken. Wichtig: der Schein. Denn im Nachhinein hatten und haben immer noch viele in meinem Umfeld ein Alkoholproblem. Sie sehen es nur nicht so. Der legale Zugang zu dieser Substanz verharmloste mein Problem. Keine Kassierer*in schaute mich seltsam an, wenn mein Einkauf nur aus Alkohol und einer Packung Chips bestand. Mein Privileg war es, eine weiße, junge Frau zu sein, der kein Alkoholproblem anzusehen war. Als ob ein Alkoholproblem auch sofort erkennbar wäre.

Aus dem Sumpf des Alkohols konnte ich mich letztendlich befreien. Dafür musste ich keinen Entzug machen oder eine stationäre Therapie, auch das ist ein Privileg. Ich habe nie daran geglaubt, dass es für mich ein Leben ohne Alkohol geben kann. Mir persönlich (und es ist wichtig, diese Erfahrung als persönliche einzuordnen) hat es geholfen, anzuerkennen, dass das Problem nicht in mir als Charakterschwäche liegt, sondern dass das Problem eine Substanz ist, die schwerstabhängig macht. Heute bezeichne ich mich nicht als Alkoholikerin. Denn es ist eine Frage der gesellschaftlichen Umstände, ob wir von einer Substanz, die höchst gesundheitsschädlich und toxisch ist, abhängig werden. Für mich ist Alkohol keine leichte Droge und erst recht nicht weniger gefährlich als illegale Drogen. Im Anhang findet sich Literatur (Seite 162), die mir geholfen hat, das System und die Substanz Alkohol zu verstehen. Es gibt viele psychische Erkrankungen, die symptomatisch einen Konsum von betäubenden Substanzen aufweisen. Ein Symptom der emotional instabilen Persönlichkeitsstörung ist die Neigung zu selbstschädigendem Verhalten. Darunter fällt beispielsweise Drogenmissbrauch, zu schnelles Autofahren, Selbstverletzung oder riskantes Sexualverhalten. Die Möglichkeiten, sich selbst zu schaden, sind so gut wie unendlich. Für mich gab es viele Möglichkeiten, meine innere Leere zu füllen oder einen Gefühlszustand zu erzwingen, um überhaupt endlich irgendetwas zu fühlen. Eine davon war für mich lange Zeit der Alkohol.

Selbstverletzung in Form von sich selbst körperlichen Schmerzen zufügen (Schneiden, Verbrennen, sich Wunden zufügen), ist eins der komplexesten Themen, mit denen ich mich in meinem Leben beschäftigt habe. Es ist schwer, einer außenstehenden Person zu erklären, wie es sich anfühlt, einen scharfen Gegenstand in die eigene Haut zu drücken und zu sehen, wie sich die Wunden mit Blut füllen. Viele, mit denen ich darüber gesprochen habe, sind der Auffassung, dass dieser Akt der Selbstverletzung dazu dient, etwas zu spüren, und die Schnitte nicht zwangsläufig schmerzhaft sind. Das stimmt nur zum Teil. Für mich war die Selbstverletzung eine Art Bestrafung dafür, dass ich selbst aufgestellte Regeln nicht einhielt (die ich aber auch gar nicht einhalten konnte). Der Akt der Selbstverletzung entwickelte sich im Laufe der Zeit zu einer Zeremonie und einem ganz persönlichen Ablauf, der mir half, meine unendlich hohe innere Spannung abzubauen. Und genau das war auch die Gefahr, weil ich süchtig wurde nach dem Gefühl der Spannungsentladung. Mit meiner eigenen Hand und gezielten Schnitten konnte ich den nicht auffindbaren Schmerz in meinem Inneren auf eine von mir gewählte Stelle konzentrieren. Ich wurde süchtig nach dem Gefühl von Macht, die ich scheinbar wieder über meine Gefühle gewinnen konnte. Im Nachhinein überlegte ich oft, ob es nicht auch andere Wege gegeben hätte, allerdings glaube ich, dass gerade dieses Extrem des körperlichen Schmerzes mir das Hochgefühl geben konnte, das ich zu dieser Zeit so dringend brauchte.

Professor E. David Klonsky von der University of British Columbia beschrieb 2007 sieben Funktionen des nichtsuizidalen selbstverletzenden Verhaltens (NSSV):

- Affektregulation (Erleichterung einer negativen Emotion),
- Anti-Dissoziation (den Zustand einer Dissoziation beenden),
- Anti-Suizid (Selbstverletzung anstatt Suizid),
- interpersonelle Beziehungen (Manipulation Außenstehender oder Ausdruck der Suche nach Hilfe),
- interpersonelle Beeinflussung (Machtdemonstration, Unterschied zu anderen),
- Selbstbestrafung (Wut gegen sich selbst, Abwertung der eigenen Person) und
- Sensation-Seeking.

Sensation-Seeking ist ein Persönlichkeitsmerkmal, das sich durch das Erstreben von abwechslungsreichen, neuen, komplexen und intensiven Eindrücken und Erfahrungen äußert. Dafür werden (nicht zwingend) Situationen aufgesucht, die physische, psychische oder soziale Risiken bergen [22]. Bei den 15- bis 17-jährigen Jugendlichen in Deutschland sind tödliche Selbstverletzungen nach Verkehrsunfällen die zweithäufigste Todesursache [23].

Ich hörte jahrelang nicht auf, mich selbst zu verletzen. Wenn ich mal tiefer in der Essstörung steckte, schaffte ich es, weniger Wunden am Arm zu haben. Meine Süchte verlagerten sich nach meinem Gefühl willkürlich, aber nie ohne zerrenden Sog in die Tiefe. In den schlimmsten Phasen erlebte ich alles in einer Schwere, die es unmöglich machte, Licht am Ende des Tunnels zu sehen. Wenn ich Alkohol trank, waren meine Schnitte tiefer. In meinem Leben gab es öfter Situationen, in welchen ich blutüberströmt zu mir kam und nicht wusste, was die letzten Stunden passiert war. In den schwersten Zeiten dissoziierte ich so stark, dass ich mich selbst verletzte, ohne dass ich das bewusst wollte. Meine innere Anspannung war so unerträglich, dass mein Gehirn sich abspalten musste.

Dissoziationen werden als Abkapslung einzelner psychischer Funktionen beschrieben. Das kann das Bewusstsein, die Motorik, die Wahrnehmung, das Gedächtnis und die Identität betreffen. Manchmal sind auch körperliche Funktionen betroffen, wie etwa das Schmerzempfinden. Dissoziative Empfindungen sind menschlich und bestehen auf einem Spektrum. Jeder Mensch erfährt diese im Leben, allerdings (wie eben auch bei anderen psychisch krank beschriebenen Verhaltensweisen) können diese in ihrer Heftigkeit variieren und werden erst bei schweren Symptomen und Beeinträchtigungen im Leben als Störung bezeichnet. Leichte Symptome erlebt jeder mindestens einmal im Leben. Neurologisch wurden bei Betroffenen anatomische [24] und funktionelle [25] Abweichungen im Gehirn festgestellt. Es ist noch nicht geklärt, welche genauen Faktoren zum Erleben dissoziativer Symptome führen, allerdings wird davon ausgegangen, dass es eine erbliche Komponente gibt und bestimmte Persönlichkeitsmerkmale (Verträumtheit, hohe Fantasievorstellung, Offenheit für Erlebnisse) das Auftreten begünstigen können.

DIE ICD-10 UNTERSCHEIDET VERSCHIEDENE ARTEN VON DISSOZIATIONEN (F.44): dissoziative Fuge, dissoziativer Stupor, dissoziative Bewegungsstörungen, Trance- und Besessenheitszustände, dissoziative Sensibilitäts- und Empfindungsstörungen, dissoziative Amnesie und sonstige dissoziative Störungen (Depersonalisation, Derealisation).

Die Unterformen, die ich selbst erlebt habe, waren mir lange Zeit nicht als Störung meiner Wahrnehmung bewusst. Eine Zeit lang dachte ich, dass jeder Mensch die Welt so wahrnimmt.

Was ist also eigentlich dissoziative Amnesie? Welche Erleichterung es war, als ich endlich eine Definition für das hatte, was ich in meinem Alltag erlebte. Jahrelang fragte ich mich, was mit mir falsch sei, da meine Vergesslichkeit weit über ein gesundes Maß hinausging. Es war so belastend, nicht zu verstehen, warum ich mir partout nichts merken konnte. Manchmal wusste ich nicht, ob ich morgens meine Zähne geputzt hatte, und musste dann meine Zahnbürste begutachten. Oft vergaß ich Dinge, die erst einen Tag vorher oder sogar am selben Tag passiert waren, und wenn mir mein Umfeld Geschichten erzählte, an welchen ich definitiv beteiligt war, fühlte es sich an, als ob sie über eine fremde Person sprächen. Eine dissoziative Amnesie tritt häufig nach traumatischen Ereignissen auf und äußert sich unterschiedlich. Betroffenen fehlen oft die Erinnerungen an die Ereignisse und das geht weit über eine durchschnittliche Vergesslichkeit hinaus. Sie hält länger an und tritt stärker auf und kann sich auch über den Alltag der Betroffenen erstrecken. Für mich heißt das, dass ich mir Dinge wesentlich schlechter merken kann. Seien es Namen, Gesichter, Orte, Gegenstände, Situationen, Menschen, Ereignisse. Diese müssen nicht grundsätzlich negativ sein, obwohl ich mir negative Dinge deutlich schlechter merken kann. Es ist eine Art Schutzmechanismus des Gehirns, der zu einem bestimmten Zeitpunkt einmal überlebensnotwendig war. Eine Metaanalyse zeigte im Jahr 2014, dass von einer Borderline-Störung Betroffene in den Bereichen des Gehirns ein verkleinertes Volumen aufweisen, die zuständig für das Gedächtnis (Hippocampus) und die Gefühlsreaktionen (Amygdala) sind. Das frontolimbische Netzwerk im Gehirn (präfrontaler Cortex, Hippocampus und Amygdala) ist eine Funktionseinheit, die der Emotionsverarbeitung und dem Entstehen von Triebverhalten dient. Ebenfalls ist das limbische System für die Endorphinausschüttung im Körper verantwortlich. Fehlfunktionen in diesem Netzwerk gelten als Ursache für viele Symptome der Borderline-Erkrankung. Da das Gehirn allerdings durch verschiedene Bereiche beeinflusst wird, gilt das limbische System als Teil vieler Gehirnaktivitäten, die Einfluss auf die Emotions- und Triebentstehung haben. [26] Deswegen ist es (noch) nicht möglich, bestimmten Arealen des Gehirns bestimmte Krankheitsursachen zuzuweisen. Für mich bedeutete diese Erkenntnis, dass es anatomische Beweise für meine Vergesslichkeit gab. Zwar wurde mein Gehirnvolumen nie gemessen, aber die Vorstellung, dass es an einer unterentwickelten Amygdala liegen könnte, dass ich mir so wenig merken kann, war eine große Erleichterung. Bei traumatischen Erfahrungen in der Kindheit könnte die Entwicklung des Gehirns eingeschränkt werden, so die Vermutung. Betroffene vergessen Dinge nicht absichtlich, auch wenn es zu Komplikationen in zwischenmenschlichen Beziehungen kommen kann. Inzwischen habe ich gelernt, damit zu leben. Ich versuche, offen mit meiner Vergesslichkeit umzugehen, und außerdem führt sie auch zu positiven Erlebnissen. Denn durch mein fehlendes emotionales Gedächtnis bin ich kein bisschen nachtragend. Egal, welche schlimmen Gefühle ich in meinem Leben schon gefühlt habe, sie sind nicht mehr präsent abrufbar. Die Psyche des Menschen ist schon eine verrückte Sache.

Depersonalisation und Derealisation sind Erfahrungen, die schon wesentlich schwerer im Umgang sind. Sie sind schwierig zu beschreiben und treten meist gemeinsam auf. Eine Depersonalisation äußert sich für Betroffene als ein Gefühl von Fremdheit im eigenen Körper. So beschreiben Betroffene das Gefühl, abgetrennt vom Körper zu sein oder neben sich zu stehen. Auch kann die Zeitwahrnehmung verzerrt sein. Emotionen können kaum wahrgenommen werden und es stellt sich eine Art Taubheit ein. Es fühlt sich an, als sei man in Watte gepackt, alles fühlt sich unecht an. Die Wahrnehmung der Realität ist allerdings nicht betroffen. Es handelt sich nicht um Wahnvorstellungen oder Halluzinationen. So erkennen Betroffene klar alltägliche Abläufe und haben Kontrolle über ihr Handeln. Eine Derealisation hingegen schließt zusätzlich noch ein Gefühl von Fremdheit der Umwelt ein.

Gegenstände, Räume oder Personen können als unecht wahrgenommen werden. Der Unterschied zwischen beiden Dissoziationen ist die fremde Wahrnehmung der eigenen Person und die fremde Wahrnehmung des Umfelds. Bei dem hohen emotionalen Schmerz, den Betroffene empfinden, scheinen Dissoziationen eine Reaktion der Psyche auf diesen zu sein. Oftmals besteht ein fließender Übergang zwischen einem inneren Gefühl von Leere und einem dissoziativen Zustand.

Es gibt verschiedene Wege, dissoziative Zustände zu verkürzen. Meine Therapeutin wendete bei mir die 5-Dinge-Übung an. Bei dieser werden nacheinander fünf Dinge, die man sehen, riechen, fühlen und hören kann, aufgezählt. Dann vier, dann drei, dann zwei, dann eins. Gegebenenfalls wird dies so lange wiederholt, bis sich eine Besserung des Zustands einstellt. Ziel der Übung ist es, die Wahrnehmung wieder auf die Sinne in ihrer Gesamtheit zu konzentrieren. In vielen Therapiesitzungen hatte ich mit dissoziativen Zuständen zu kämpfen, wenn wir über traumatische Erinnerungen sprachen. Aber auch außerhalb von Therapiestunden erlebte ich solche Zustände entweder alleine oder auch in Situationen, die mir unangenehm waren oder einen bestimmen Reiz hatten, der mich belastete. Nach außen wirkte ich dadurch abwesend oder uninteressiert. Was dann übrigens nicht hilft, sind Personen, die vor meinen Augen mit den Fingern schnipsen und die Stimme heben.

Durch meine extremen Stimmungsschwankungen wechselte ich regelmäßig zwischen dem Drang nach Betäubung meiner Emotionen und einer Art Schweben im Raum ohne irgendwelche Gefühle. Meine verschiedenen, ungesunden Bewältigungsstrategien hatten also alle eine klare Aufgabe. Betäubende Substanzen linderten meine überwältigenden Emotionen, meine Ess-Brech-Sucht und das Aufschneiden sämtlicher Körperstellen beendete den Zustand der Leere in mir. Es waren drastische Maßnahmen für drastische Gefühlszustände. Schon in kleinsten Anspannungszuständen konnte ich förmlich mitverfolgen, wie mein Gehirn jede Strategie aufzählte, mit der ich diese Anspannung unterdrücken könnte. Es brauchte viele Jahre der Therapie, bis ich diese ungesunden Strategien durch gesunde ersetzen konnte.

Dabei ging es nie darum, »etwas einfach zu unterlassen«. Am schwersten war es, zu begreifen, dass ich nicht allein mit reiner Willenskraft mein Verhalten ändern konnte. Es brauchte viel mehr dazu. Die vielen Veränderungen kamen aus dem Inneren; es funktionierte erst, als ich verinnerlichen konnte, dass ich die gesunden Strategien in meinem Leben anwenden *möchte*. Inzwischen sind mein Körper und ich Freunde geworden. Es ist mir wichtig, dass mein Körper gut versorgt ist. Das bedeutet, dass ich gerne gesund esse. Mir ist mein Schlaf sehr wichtig geworden und ich achte penibel auf einen gesunden Schlafrhythmus. Auch dafür gab es keine Anleitung, die mir sagen konnte, wie ich all das am besten anstelle. Ich habe viel ausprobiert und dann für mich herausgefunden, dass ich etwa neun Stunden Schlaf pro Nacht brauche. Ich stehe nicht gerne sehr früh auf und abends brauche ich die gleiche Routine, um müde zu werden. Anspannungen kann ich inzwischen besser abfedern, weil ich immer wieder Halt in meiner eigenen Routine finde. Zwar hilft mir kein Eiswürfel in der Hand oder eine Chilischote unter der Zunge, aber dafür habe ich bestimme Playlists für bestimmte Stimmungen, ich trinke ein großes Glas Wasser und dann ist der schlimmste Teil der Anspannung auch schon wieder vorbei. Aber ich muss mich immer selbst daran erinnern, diese Schritte einzuhalten, denn in jedem Moment der Anspannung fühlt es sich wieder so schrecklich an wie beim ersten Mal.

Am wichtigsten war die Erkenntnis, dass Symptome lediglich die Oberfläche sind. Symptome sind die Reaktion auf ein tieferliegendes Problem. Meine Symptome waren eine Fehlfunktion meiner Emotionsregulation. Ich suchte Halt in betäubenden Substanzen und versuchte, über das Essen und das Schlafen Kontrolle zurückzugewinnen, weil ich diese nicht in mir selbst fand. Die Symptome waren Reaktionen auf meine innere Unruhe und aufgrund fehlender Alternativen jahrelang mein Weg, mein Leben zu meistern. Es ist wichtig, verschiedene Methoden auszuprobieren, die die ungesunden Bewältigungsstrategien ersetzen können. Gleichzeitig musste ich wachsam sein, denn manchmal ersetzte ich eine ungesunde Bewältigungsstrategie durch eine andere ungesunde. Alles, was mir geholfen hat, ist vielleicht nicht das, was allen anderen ebenfalls helfen kann. Das Wichtigste ist, das Grundvertrauen in sich selbst zu stärken und Rückschläge nicht als Zeichen der eigenen Inkompetenz zu betrachten, sondern als Chancen, einen anderen Weg auszuprobieren. Eine zentrale Rolle in meiner Genesung spielte der Alkohol, der mir wegen seiner Legalität und gesellschaftlichen Akzeptanz jahrelang das Leben schwer machte. Meine zahlreichen Versuche, eine angepasste Trinkerin zu werden, scheiterten kläglich, aber seit ich keinen Alkohol mehr trinke, habe ich verstanden, dass ich meinen Konsum gar nicht anpassen muss. Für mich gibt es inzwischen keinen Grund mehr, Alkohol zu trinken. Wir müssen uns dringend im Zuge der Entstigmatisierung von psychischen Erkrankungen auch dem Thema Alkohol widmen. Alkohol stört den gesunden Schlaf, schädigt den Körper und macht depressiv. Eine Langzeitstudie zeigt, dass auch bei regelmäßigem Konsum von geringeren Mengen Alkohol das Gehirn geschädigt wird [27]. Auch wenn es verlockend klingt, den Feierabend mit einem Bier oder Wein ausklingen zu lassen, weil »es uns eben entspannt«, ist es wesentlich entspannender, wenn wir unserem Körper kein Zellgift zuführen, welches er in großer Anstrengung abbauen muss. Ich trinke inzwischen zur Belohnung leckere, alkoholfreie Limonaden, die ich wie einen Cocktail serviere (manchmal auch mit Schirmchen) oder mache einfach ganz andere Dinge, die nichts mit einer Flüssigkeitszunahme zu tun haben. Zu keinem Zeitpunkt habe ich das Trinken vermisst oder das Gefühl gehabt, dass ich weniger Spaß in meinem Leben habe als die Trinker*innen. Je länger der Alkohol kein Teil von meinem Leben ist, desto weniger Gedanken verschwende ich an ihn. Mein gesellschaftliches Leben hat sich nur ins Positive verändert und meine Beziehungen sind wesentlich tiefgründiger, angenehmer und erfüllender geworden. Als der Alkohol, der auch meine Beziehungen zu anderen Menschen gestört hat, keine Rolle mehr für meine Identität spielte, wurde ich zur besten Version meiner selbst, die ich mir immer erträumt hatte. Es fasziniert mich nach wie vor. Der Klub der coolen Erwachsenen hat sich als Seifenblase herausgestellt und ich sehe nicht mehr unnahbare Menschen mit Cocktailgläsern in der

Hand, sondern Menschen, die Emotionen spüren, Rückschläge erleben und manchmal auch nicht wissen, wie das Leben funktioniert. Menschen, die eigentlich auch nicht immer die Kontrolle haben. Die groteske Lüge war, dass ich glaubte, es gebe diese eleganten, perfekten Menschen. Inzwischen finde ich mich selbst ziemlich cool und ich gehöre zwar keinem Klub an, aber das brauche ich auch gar nicht, denn alleine cool sein ist auch richtig cool.

— Eintrag 27.08.17

»inzwischen weiß ich, dass meine vergangenheit geschrieben ist. ich kann meinem jüngeren ich nichts mehr sagen. mein junges ich musste durch den ganzen quatsch und schmerz alleine durch. manchmal macht mich das traurig, aber es ist okay.

stattdessen möchte ich meinem zukunfts-ich gerne etwas sagen.

- verzeihe dir. ich fühle mich, als ob mir jahre meines lebens geklaut wurden. ich durfte keine jugendliche sein, sondern musste unter einer wolke an zu frühem erwachsenwerden und tiefer depression meine jungen jahre aussetzen. und die kann man nicht einfach nachholen. genesung braucht aber zeit und keine zeit ist verschwendete zeit. überhaupt gibt es keine verschwendete zeit. in jeder minute gibt es einen sinn und grund, warum diese minute so ist, wie sie ist.

- du bist (und bleibst) one fine badass girl!
- die existenz von schönheit anderer bedeutet nicht die abwesenheit deiner eigenen.
- egal wie der weg verläuft, dadurch, dass du ihn gehst, ist es schon dein weg. daran ist nichts falsch oder richtig. keep going.
- optimismus und freundlichkeit bringen dich am weitesten. auch wenn sich das manchmal nicht so anfühlt.
- höre niemals auf, dich begeistern zu können.
- und höre niemals auf zu tanzen, wenn du tanzen möchtest.
- ich glaube, es ist jetzt Zeit für einen Hund.

also, liebes 27-jähriges ich, ich hoffe, du bist immer noch glücklich. ich hoffe, die sonne hat oft geschienen. ich hoffe, der tumult in deinem kopf und in deinem bauch wird von jahr zu jahr ruhiger, und ich hoffe, dass du nicht vergisst, dass dein körper nur das beste für dich will.
und hey, 27-jähriges ich, ich bin verdammt, verdammt stolz auf dich.
mit liebe und tiefem vertrauen,
dein 22-jähriges ich« ——

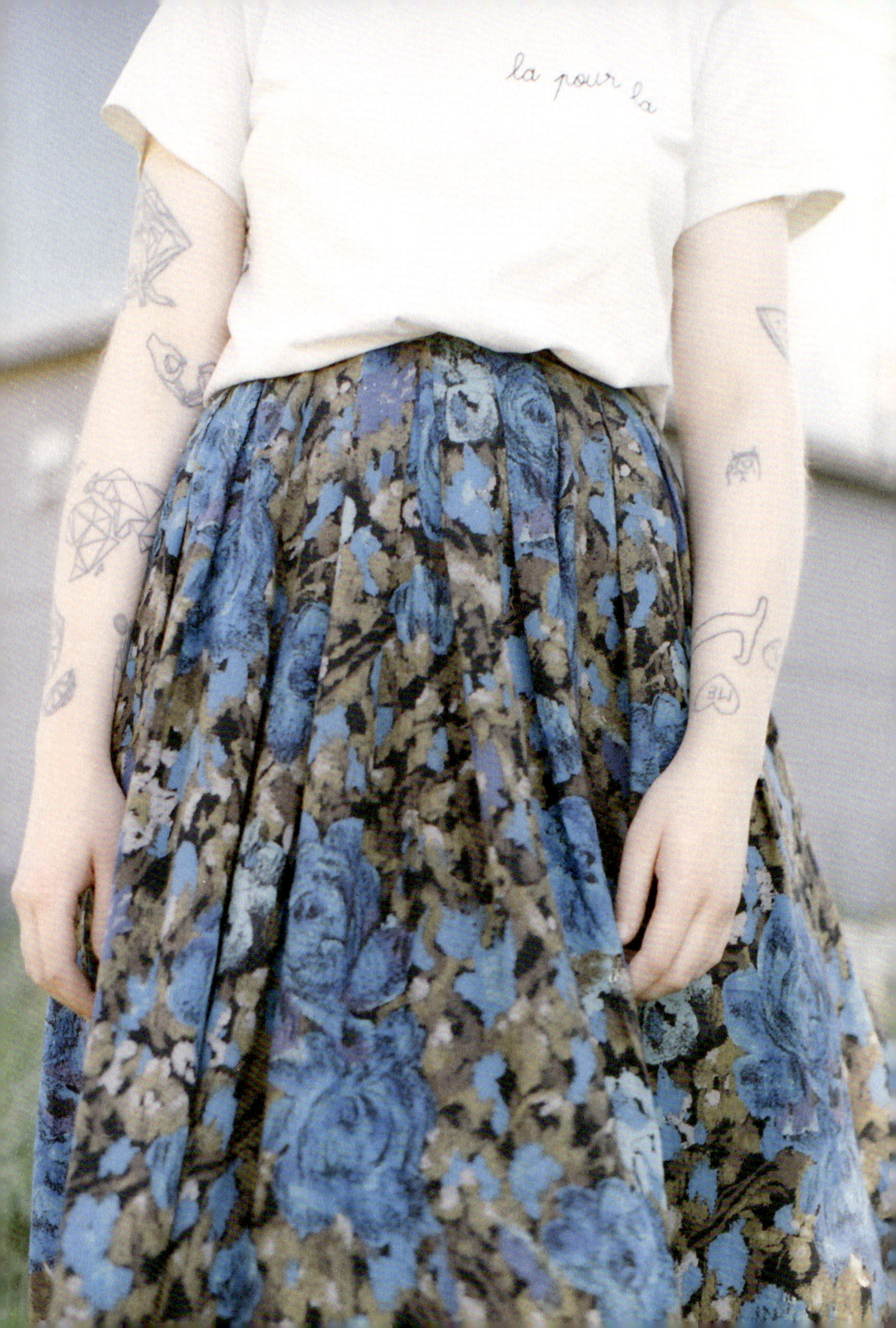
la pour la

KAPITEL 5

Vom Essen und vom Schlafen

Warum Schaumbäder nicht ausreichen und was Basic Selfcare bedeutet

Wenn morgens die Trägheit überwiegt, fällt es schwer, sich anzuziehen oder ein gesundes Frühstück zuzubereiten. Im Internet wird häufig eine Art von Selfcare propagiert, die psychisch Erkrankte enorm unter Druck setzen kann. Selfcare bedeutet Selbstfürsorge. Und das ist erst einmal ein dehnbarer Begriff. Aber trotzdem bedeutet es wesentlich mehr als Badekugeln und Duftkerzen. Selbstfürsorge beginnt schon bei der Erfüllung von körperlichen Bedürfnissen wie Schlafen, Essen, Hygiene. Da die Psyche nicht getrennt von unserem Körper existiert, ist es also eine Grundvoraussetzung, dass wir uns um unseren Körper kümmern, um auch mental gesund zu bleiben. Es gehört eher zu den unbequemen Symptomen einer psychischen Erkrankung, dass es Phasen gibt, in welchen man nicht in der Lage ist zu duschen oder sich die Haare zu bürsten. In meinem Leben lag ich schon mehrere Wochen am Stück im Bett, ohne mich großartig zu bewegen, und ich schaffte es lediglich einmal am Tag auf die Toilette. In meinem Zimmer stapelte sich der Müll und einzig eine Seite auf meinem Bett war frei. Manchmal weinte ich tagelang und konnte danach tagelang nur noch an die Decke starren, weil ich so müde war vom Weinen. Da hätte auch ein Schaumbad nicht wirklich was geändert, außer, dass ich mal wieder meine Haare hätte waschen können. Depressionen und andere psychische Erkrankungen sind eben nicht wirklich fotogen. In schweren Phasen können die Symptome hart in das alltägliche Leben von Betroffenen eingreifen. Gleichzeitig können Betroffene sich isolieren, weil die Kraft für soziale Kontakte nicht reicht oder weil sie sich für ihre Lethargie schämen.

In solchen Phasen hilft es, bei den grundliegenden Dingen anzufangen. Außerdem bedeutet es nicht, dass man sofort alles auf einmal schaffen muss. Wenn Duschen noch zu anstrengend ist, dann reicht es auch, das Gesicht zu waschen. Wenn Vor-die-Tür-Gehen nicht drin ist, reicht es auch, das Fenster zu öffnen und frische Luft ins Zimmer zu lassen. Selbstfürsorge bedeutet nicht nur Gesichtsmasken, Duftkerzen oder Badewanne, denn Selbstfürsorge beginnt schon beim Verlassen des Betts, Aufschütteln der Decke oder Trinken eines Glases Wasser. Wenn eine Krise die ganze Kraft raubt, ist es wichtig, nicht zu viel auf einmal zu verlangen. Ich vergleiche es mit einer Zerrung im Bein, denn wir würden auch nicht sofort wieder einen Sprint absolvieren, wenn wir uns das Bein verletzten. Wir würden unser Bein hochlegen und schonen und langsam testen, wie sehr wir es wieder belasten können. Ebenso braucht unsere Psyche Feingefühl und Fürsorge. Das trügerische Gefühl, hundert Prozent Leistung geben zu wollen, führt dazu, dass wir viele Dinge erst gar nicht angehen. Dieses Phänomen wird auch Prokrastination genannt und hat nichts mit Faulheit zu tun. Es beschreibt ein Verhalten: Trotz vorhandener Fähigkeiten wird eine Aufgabe nicht, erst nach langer Zeit oder zu spät erledigt. Oft werden Alternativaufgaben übernommen, wie zum Beispiel Putzen, da die Aufgabe subjektiv als relativ angenehmer wahrgenommen wird und zu einem schnelleren Erfolgserlebnis führt. Das Verhalten führt zu großem Leidensdruck und kann berufliche oder persönliche Konsequenzen haben. Ein übermäßiger Perfektionismus blockiert aus Angst vor dem Versagen. Das Verhalten ist eine Fehlfunktion der Selbstregulation. Es ist aber kein Versagen, wenn wir es schaffen aufzustehen und das Licht anzuschalten oder die Vorhänge zur Seite schieben. Prokrastination kann eine Erklärung für die Trägheit sein, ist aber nicht die Lösung und muss auch nicht als nicht veränderbar hingenommen werden. Wir haben gelernt, dass wir unsere Stabilität und unser Wohlbefinden durch Routinen fördern können. Routine hilft auch gegen Prokrastination und es gibt viele kleine psychologische Tricks, mit denen man sich selbst beeinflussen kann.

Nicht unbekannt, aber vielleicht mein Lieblingstrick ist die 2-Minuten-Regel. Alles, was ich in unter zwei Minuten erledigen kann, erledige ich sofort. Anfangs habe ich es mit 30 Sekunden versucht und habe mich erst mit der Zeit auf zwei Minuten gesteigert (kamen mir zwei Minuten doch früher furchtbar lang vor). In dieser Zeit kann man die Klamotten vom Boden aufheben oder das dreckige Geschirr vom Tisch in die Spüle tragen. Diese feine Aufspaltung der verschiedenen Aufgaben in meinem Alltag hat mir geholfen, zumindest mit den Dingen anzufangen. Es ging nicht darum, die Klamotten direkt in den Schrank oder Wäschekorb zu räumen oder das Geschirr abzuspülen, aber es war eben ein Anfang. Und wenn man mal damit angefangen hat, fällt es auch nicht mehr so schwer, die Aufgabe zu beenden. Es tut gut, es fühlt sich nach einer erledigten Aufgabe an und es ist die kleine Motivation, die manchmal schon reicht, um eine größere Aufgabe (wie zum Beispiel Duschen) zu erledigen. Inzwischen stelle ich mir Timer, um mich zum Putzen aufzuraffen. Denn sobald ich ein Wettrennen gegen die Zeit starte (so viel wie möglich in einer bestimmten Zeit putzen), geht es viel besser von der Hand. Helfen kann auch die Pomodoro-Technik, bei der immer nach 25 Minuten Arbeit eine Pause von 5 Minuten eingelegt wird. Nach vier Runden folgt eine längere Pause von 15 Minuten. Die Zeitspannen und Pausen sind beliebig einstellbar, aber es hilft, sich auf kleine Aufgaben zu konzentrieren, als immer nur den großen Berg vor Augen zu haben.

Es mag banal klingen und für Nicht-Betroffene absurd, aber es sind genau diese Symptome, die nicht in den Fachbüchern erklärt werden. Der sperrige Begriff »Lethargie« fasst die Trägheit nur in einem Wort zusammen, aber beschreibt nicht die Stunden, die es braucht, um die Bettdecken aufzuschütteln. Oder die immense Kraft, die es erfordert, Müsli in eine Schüssel zu füllen und den Löffel aus der Schublade zu holen. Lethargie ist ein Zustand, in welchem Betroffene sehr müde sind und eine erhöhte Reizschwelle aufweisen. Es ist eines der häufigsten Symptome einer Depression. Zwar können bestimmte Psychopharmaka (SSRIs* [28]) helfen, die Lethargie zu lindern, allerdings sollte und kann eine Behandlung nicht alleinig darauf gestützt sein. Es ist wichtig, sich mit dem eigenen Körper auseinanderzusetzen, um dessen Bedürfnisse zu verstehen und einordnen zu können. Es ist auch wichtig, nachsichtig mit sich selbst zu sein, und ich kann verstehen, dass man sich oft so furchtbar nutzlos fühlt, wenn der Antrieb fehlt. In unserer kapitalistischen Gesellschaft fühlt man sich schnell nutzlos, wenn man nicht die erwartete Leistung bringt. Aber wie schon in Kapitel 3 (Seite 51) erklärt: The Magical Glory of Boringness kann nur wirken, wenn wir lernen, uns in der Langeweile wohl zu fühlen. Dann können wir auch unterscheiden, ob wir gerade gerne nichts tun oder ob wir gelähmt sind von der Lethargie. Letzteres kann dann eben ein Symptom von psychischen Erkrankungen sein, die behandlungsbedürftig sind.

Ein gesunder Schlafrhythmus ist eine der wichtigsten Grundvoraussetzungen für eine stabile und ausgeglichene Psyche. Im Idealfall schläft man, wenn es draußen dunkel ist, und wacht dann ganz natürlich nach den benötigten Stunden Schlaf auf. Das ist eine sehr traumhafte Vorstellung und nicht immer ideal umsetzbar, denn das Leben ist keine Küchenuhr. Was mir auch hier wieder geholfen hat, ist eine Routine und die Auseinandersetzung mit dem Thema Schlaf. Es ist ein komplexes Thema und es gibt viele Faktoren für einen gesunden Schlaf. Für mich war es erst einmal wichtig, herauszufinden, wie viel Schlaf ich eigentlich so benötige. Allgemeiner Konsens sind sieben bis acht Stunden Schlaf in der Nacht, allerdings ist auch das sehr individuell und vor allem auch vom Alter abhängig. Jugendliche benötigen wesentlich mehr Schlaf als Ältere, und Kinder benötigen mehr Schlaf als Jugendliche. Das Schlafbedürfnis nimmt im Leben kontinuierlich ab. Trotzdem verbringen wir ein Drittel unseres Lebens schlafend. Und genau deswegen ist es auch ein so wichtiger Faktor in unserem Leben. Zu wenig Schlaf kann auf Dauer krank machen und das bedeutet auch, dass die Psyche darunter leiden kann. Es können langfristig Herz-Kreislauf-Störungen entstehen und auch Adipositas steht im Zusammenhang mit dauerhaftem Schlafdefizit. Ich habe mich inzwischen bei ca. neun Stunden Schlaf die Nacht eingependelt. Das ist ein wenig mehr als der Durchschnitt, allerdings fühle ich mich mit weniger Schlaf nicht erholt und das ist auch okay. Wichtig ist es, zu den gleichen Zeiten schlafen zu gehen (auch am Wochenende) und morgens zur gleichen Zeit aufzustehen. Seitdem ich genügend schlafe und meinem Körper somit genug Zeit gebe, sich zu regenerieren, ist meine Stimmung stabiler und ich habe mehr Energie, um mich um meinen Alltag zu kümmern. Wir vergessen oft, wie wichtig Schlaf ist, wenn wir damit keine Probleme haben. Aber wenn uns Schlaf fehlt oder er nicht erholsam ist, zeigen sich die aufkommenden Probleme deutlich. Zu einer gesunden Schlafhygiene gehören das regelmäßige Schlafen, regelmäßiger Bettwäschewechsel, ein abgedunkeltes Zimmer und eine ruhige Umgebung. Es ist eine spannende Aufgabe, für sich selbst zu erforschen, was einem guttut und wie wir gerne schlafen. Es gibt viele Möglichkeiten, sich eine gute Schlafhygiene anzutrainieren. Helfen kann eine abendliche Bettroutine, die dem Körper signalisiert, dass bald geschlafen wird. Das geht mit einer Tasse Tee oder einem Schaumbad. Lavendel wirkt beispielsweise beruhigend. Indem man Dinge vor dem Schlafen gehen aufschreibt, kann das Gehirn besser runterfahren und den Tag beenden. Auch hier gilt es, sich selbst kennenzulernen und zu erforschen, was einem selbst guttut.

Genauso wichtig wie eine gesunde Schlafroutine ist auch ein gesundes Essverhalten. Der Körper ist nicht vom Kopf getrennt und deswegen braucht der Körper gute und gesunde Energie durch gutes und gesundes Essen. Denn egal wie sehr der Kopf streikt und versucht, das Essen dafür zu instrumentalisieren, Gefühle zu regulieren – der Körper braucht Nahrung. Das ist ein unumstößlicher Fakt und ändert sich auch nicht, wenn wir »Aber es fühlt sich gut an, nicht zu essen!« schreien wollen. Meine Essstörung war gute zehn Jahre lang mein ständiger Begleiter. Ich habe oft geglaubt, sie überwunden zu

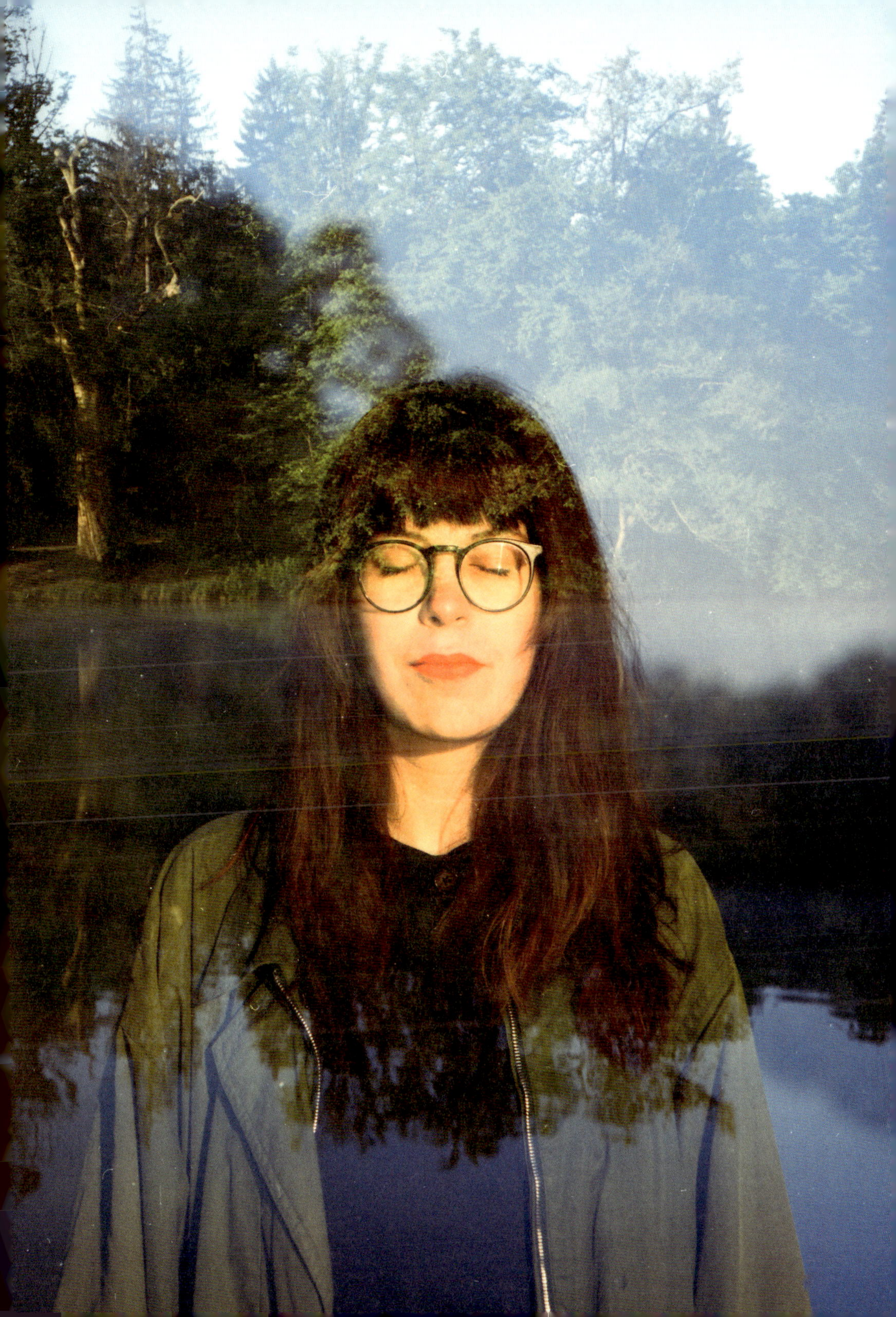

haben, aber es brauchte den einen Schalter in meinem Kopf, der sich umlegen musste: Mein Körper braucht Nahrung. Egal, wie mein Kopf und ich es drehen und wenden wollen, das ist ein Fakt. Grundvoraussetzung für eine stationäre Therapie ist, ein gesundes Gewicht zu erreichen, und das hat den einfachen Grund, dass das Gehirn bei Mangelernährung und Untergewicht nicht mehr richtig arbeiten kann. Durch die Unterversorgung von Nährstoffen im Gehirn sind viele Patient*innen nicht in der Lage, ihre psychische Erkrankung zu überwinden, da dem Gehirn die Kraft fehlt, rational und sinnvoll zu denken und zu handeln. Jede Krise und jeden depressiven Schub kann ich abfedern, wenn mein Körper und mein Gehirn genug Energie haben, um dies zu tun. Eine gesunde Ernährung bedeutet nicht, dass man nur noch Gemüse isst. Eine gesunde Ernährung bedeutet, eine gesunde Balance zu finden und auf die eigenen Körpersignale zu hören. Inzwischen merke ich, wenn mein Körper richtig Lust hat auf Salat und Gemüse, aber manchmal hat der Körper auch Lust auf Kekse und Schokolade (das ist gerne auch vom Menstruationszyklus abhängig). Beides gehört zu einem gesunden Essverhalten dazu.

Ich habe aufgehört, mir einzureden, dass meine Ernährung nur gut ist, wenn sie perfekt ist. Perfektion ist ein Mythos, den ich mir in meinem Kopf zusammengesponnen habe. Perfektion ist unerreichbar und erfüllt keinen sinnvollen Zweck. Ich verstehe, dass Essen den Zweck hat, meinen Körper mit Energie zu beliefern, und dass Essen auch Genuss sein kann. Essen kann gesellschaftliche Aspekte haben und es kann schön sein, gemeinsam mit anderen zu essen. Das Essen sollte aber niemals instrumentalisiert werden, um Gefühle zu regulieren (das funktioniert nämlich gar nicht). Der Körper ist ein Kontinuum und ein neuer Tag bedeutet keinen Neustart, sondern alles ist ein Prozess. Zu jeder Zeit profitieren wir von gutem Essen mit guten Nährstoffen. Es gibt keine falschen Zeiten, um zu essen, und der Körper weiß selbst am besten, was er braucht. Wir müssen nur lernen, wieder darauf zu hören. Mir hat geholfen, mich mit anderen Aspekten des Essens auseinanderzusetzen als dem reinen Kaloriengehalt von Lebensmitteln. Mich hat interessiert, welche Gewürze es gibt, wie sie harmonieren. Welche Lebensmittel ich noch nie gegessen habe und was ich gerne ausprobieren möchte. Ich habe mich an neue Gerichte gewagt, gelernt, dass Öle gesund sind und keine Feinde. Mein Körper und ich haben uns nach Jahren der Selbstzerstörung langsam wieder angenähert und aneinander herangetastet. Ich habe mich durch mein gesundes Essverhalten auf mein Idealgewicht eingependelt. Denn auch das Idealgewicht bestimmt der Körper und nicht der Kopf. Ich erkenne meinen Körper an, als beeindruckenden Organismus, der mich jeden Tag auf meinen Beinen trägt, mein Herz mit Blut versorgt und meine Lungen mit Luft füllt. Wie sonst könnte ich die Welt in ihrer beeindruckenden Komplexität erleben, wenn nicht ausgeschlafen und genährt. Und wie kann ich menschliche Emotionen in ihrer Tiefe erleben, wenn ich nicht genug Kraft dafür habe.

Meine Essroutine hat sich an meine Schlafroutine angepasst. Sie existieren nicht exklusiv, sondern symbiotisch. Was ein langer Weg mit vielen Rückschlägen und Hürden war, ist inzwischen ein automatisierter Prozess in mir. Ich habe inzwischen die Wahl, ob ich mich mit Essen beschäftigen möchte oder nicht. Ich leide nicht mehr unter meinen tagelangen Schlafentzügen. Ich habe gelernt, dass die grundliegenden Funktionen meines Körpers eine Grundvoraussetzung für eine gesunde Psyche sind. Geholfen haben mir vor allem Therapien und Übungen, die sich auf meine Körperwahrnehmung konzentrierten. In dissoziativen Zuständen bin ich am weitesten von meinem Körper entfernt. Als es mir schlecht ging, waren diese Zustände nicht nur häufig, sondern legten sich auch nach den Dissoziationen über mich. Ich war jahrelang mit meinem Körper verfeindet, denn ich wollte komplette Kontrolle über ihn haben. Ich war streng mit mir selbst und verzieh mir nichts. In der konzentrativen Bewegungstherapie (Seite 108) machte ich viele Übungen, die schwer für mich waren, aber letzten Endes dazu führten, dass ich mich selbst wieder aushalten konnte. Manchmal lagen wir einfach nur da und lauschten den Märchen, die uns vorgelesen wurden, andere Mal tasteten wir unseren Körper mit Igelbällen (Massagebällen) ab. Ich hatte jahrelang versucht, meinen Körper zu unterdrücken. Ihn durch die

Therapie wieder bewusst zu spüren, löste Barrikaden in mir, die Bäche von Emotionen lostraten. Ich war endlich wieder bereit, meine Emotionen zu spüren und diese durchzustehen. Diese Erfahrung war nach der langen Zeit des Kampfes gegen mich selbst besonders wertvoll für mich.

Es gibt viele Möglichkeiten, mit dem eigenen Körper Frieden zu schließen. Ansätze dafür sind das autogene Training oder die progressive Muskelentspannung nach Jacobson. Das autogene Training ist eine in Deutschland weit verbreitete und anerkannte Psychotherapiemethode, bei der es darum geht, eine Entspannung von innen heraus zu erleben. Es gibt Übungen, die zusammen mit einem Behandelnden praktiziert werden können, man kann aber auch alleine üben. Bei der progressiven Muskelentspannung geht es um ein Entspannungsverfahren, bei welchem willentlich bestimmte Muskelgruppen an- und entspannt werden. Diese Übung versetzt den Körper in einen Zustand tiefer Entspannung. Auch hier gibt es angeleitete Übungen. Beide Verfahren helfen dabei, sich auf den Körper zu konzentrieren und einen Entspannungszustand zu erzeugen.

Nach Jahren der schweren Symptome fühlte ich mich, als müsse ich das Leben grundlegend neu erlernen. Wie nach einem Schlaganfall fühlte ich mich unfähig, meinen eigenen Körper zu bedienen. Ich wusste nicht, wie man richtig isst oder wann man schlafen geht. Ich wusste nicht, wie oft ich in der Woche duschen muss, und ob es allzu schädlich ist, wenn ich tagelang nicht in der Sonne bin. Ich begann also, mir Tages- und Essenspläne zu schreiben. Anfangs brauchte ich die schriftliche Hilfestellung, damit ich nicht vergaß, was ich tun wollte. Ich stellte mir über den Tag verteilt verschiedene Wecker und ich begann, immer zur gleichen Zeit ins Bett zu gehen und genug Essen einzukaufen. Ich verinnerlichte, was Basic Selfcare bedeutet, und lernte zu verstehen, dass meine Emotionen gefühlt werden wollen, egal, ob mir das recht war oder nicht. Basic Selfcare bedeutet also die Befriedigung meiner Grundbedürfnisse. Dazu zählen Essen, Schlafen und Hygiene. Wenn ich genug geschlafen habe, genug gegessen habe, dann beginnt die nächste Stufe der Selbstfürsorge. Denn durch die Befriedigung der Grundbedürfnisse hat das Gehirn wieder die Kapazität dafür, sich mit den Umständen und dem Innenleben auseinanderzusetzen. Bevor wir nicht erkennen, dass es keinen anderen Weg gibt als den, sich mit den Grundbedürfnissen auseinanderzusetzen, haben wir nicht die Kraft, die Dinge um uns herum zu ändern.

Meine persönlichen Bedürfnisse, also meine Basic Needs, sind Essen, Schlafen, regelmäßige Hygiene, die regelmäßige Einnahme meiner Medikamente und soziale Kontakte. Inzwischen zählt auch die Versorgung meiner Hündin dazu. Es sind die Dinge, die ich täglich erledigen muss, um mich selbst versorgt und gut zu fühlen. Es geht nur für eine gewisse Zeit gut, wenn ich eine dieser Sachen vernachlässige. Mein Selbstwert und meine Selbstliebe haben sich an meine Selbstfürsorge angeglichen. Ich bin mir selbst inzwischen wichtig genug, dass ich die Versorgung meiner Basic Needs priorisiere.

Selbstfürsorge bedeutet, sich auch mit Dingen auseinanderzusetzen, die unangenehm sind. Denn Selbstfürsorge bedeutet nicht nur, Dinge zu tun, die Spaß machen, die entspannen und guttun, sondern es ist eine der wichtigsten Aufgaben der Selbstfürsorge, Dinge anzugehen und zu bearbeiten, die einem langfristig schaden. Das können ungesunde Beziehungen sein, immer zu allem Ja sagen, seine eigenen Grenzen nicht kennen und aufzeigen oder ungesunde Bewältigungsstrategien. Es ist anstrengend und manchmal furchtbar unangenehm, sich mit den Teilen seines Lebens auseinanderzusetzen, die nicht gut funktionieren oder die uns nicht gefallen. Trotzdem ist es eine der wichtigsten Aufgaben der Selbstfürsorge. Selbstfürsorge bedeutet, sich für ein gesundes Mittagessen mit guten Nährstoffen zu entscheiden. Es bedeutet auch, sich zum Sport anzumelden und regelmäßig hinzugehen. Es bedeutet, Arzttermine auszumachen und wahrzunehmen und auch dann zum Zahnarzt zu gehen, wenn wir uns fürchten. Das Geschirr abzuspülen und die Wäsche zu waschen ist im Moment vielleicht lästig und unbefriedigend, aber es gehört zur Selbstfürsorge, wenn wir Dinge tun und angehen, die uns langfristig ein gutes Gefühl geben. Das bedeutet auch, regelmäßig zu Therapiestunden zu gehen und unangenehme Anrufe zu erledigen. Gleichzeitig bedeutet es auch, das eigene Verhalten zu hinterfragen und nachzuforschen, wie man sich beispielsweise eigentlich im Streit mit anderen verhält. Ob wir ebenfalls ab und an toxisches Verhalten an den Tag legen, das Menschen in unserem Umfeld beeinflusst. Es tut weh, sich einzugestehen, dass man Menschen verletzt oder sich falsch verhalten hat, aber diese Gefühle durchzustehen, fühlt sich wie Heilung an und hilft, solche Situationen in Zukunft besser zu lösen. Wir können lernen, uns selbst und anderen zu vergeben und falsches Verhalten trotzdem nicht zu tolerieren. Es hilft nicht, sich im Groll zu verlieren, es schadet uns mehr, als dass es hilft. Wir können uns selbst vergeben und unser eigenes Verhalten kritisieren. Denn dann können wir auch etwas daran ändern. Die einzige Bestätigung, die wirklich zählt, ist die, die wir uns selbst geben. Es hilft, sich mit seinem Umfeld auszutauschen und mit einer offenen Ehrlichkeit in Gespräche zu gehen, die uns dann aufzeigen, worin wir besser werden können. Wir lernen einen gesunden Umgang mit uns selbst, wenn wir lernen, auch mit unserem Umfeld gesund umzugehen. Mir wurde immer gesagt, dass ich keine Kritik von Menschen annehmen soll, von denen ich nicht auch ein Lob annehmen würde, und eigentlich kann man das auch auf sich selbst übertragen. Die Person, die mich am besten kennt, bin ich selbst. Und auch wenn ich meine härteste Kritikerin bin, so habe ich auch die Fähigkeit, liebevoll und fürsorglich mit mir selbst umzugehen. Ich habe eine Form von Zufriedenheit in mir selbst gefunden und diese trägt mich besser durch mein Leben als die härteste Kritik.

Auf Instagram gibt es unter dem Hashtag #selfcare knapp 30 Millionen Beiträge. Unter den Beiträgen befinden sich viele Obstplatten, Gesichtsmasken, Smoothies und Badewannen. Es wird kein schöner Instagram-Post, wenn wir erkennen, dass unser Alkoholkonsum zu hoch ist, wir ständig schlechte Beziehungen eingehen oder uns zwei Wochen nur im Bett gewälzt haben. Die Selbstfürsorge beginnt dort, wo wir erkennen, dass uns etwas nicht guttut. Und sie geht weiter, wenn wir aktiv etwas an diesem Verhalten ändern wollen. Das ist eigentlich schon der wichtigste Schritt.

Nach diesem Kapitel wünsche ich mir, dass du aufstehst und das Fenster öffnest. Dann läufst du ein paar Schritte durchs Zimmer und wenn du ein großes Glas Wasser getrunken hast, dann geht es weiter mit dem nächsten Kapitel. Vielleicht hast du aber auch Lust bekommen, ein richtig ausgiebiges Schaumbad zu nehmen, dann möchte ich dich ermutigen, das zu tun! Denn Schaumbäder sind zwar nicht die Lösung, aber sie können helfen und sind manchmal genau das, was wir in diesem Moment brauchen.

Wie können zusammenfassen: Selbstfürsorge beginnt bei uns selbst. Sie beginnt, wenn wir erkennen, was unsere eigenen Basic Needs sind und wie wir diese sinnvoll und nachhaltig befriedigen können. Wenn wir Basic Selfcare in unseren Alltag integriert haben, können wir uns Dingen widmen, die vielleicht unbequem, aber langfristig doch wichtig sind. Es gibt Hilfestellungen und Übungen, wie wir es schaffen, unseren eigenen Körper wieder mehr zu spüren und auf ihn zu hören. An den unbequemen Stellen tut es zwar mehr weh, aber es lohnt sich, immer genauer hinzusehen, Verhaltensmuster zu erkennen und diese zu durchbrechen.

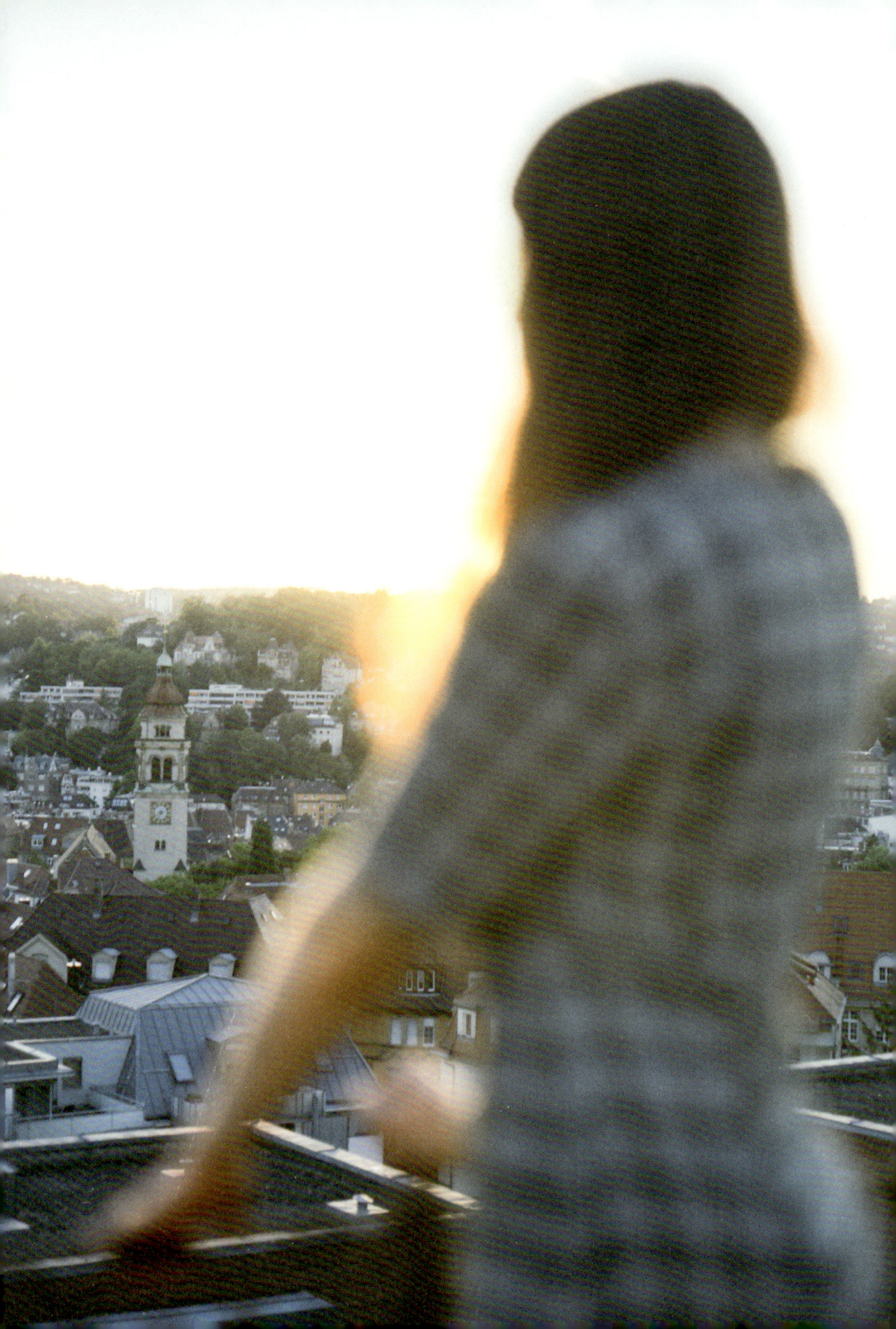

KAPITEL 6

Von Fachleuten, Therapeut*innen und anderen Menschen

Warum fast jede Begegnung die Chance hat, etwas Wunderschönes zu sein

Nicht jede Begegnung mit anderen Menschen hat immer etwas zu bedeuten. Aber jede Begegnung hinterlässt ihre Spuren, wie Farbstreifen. Manchmal Blau und Rot oder vielleicht auch Weiß. Am schönsten ist es, wenn diese Überschneidungen die Farbe Gold hinterlassen. Denn Gold ist eine warme Farbe und sie glänzt. Es ist leicht zu vergessen, dass wir Einfluss auf die Welt haben. Denn die Welt ist nicht nur der Hunger, Krieg und Katastrophen, die uns gelähmt und handlungsunfähig zurücklassen, sondern auch die leisen Abläufe im Alltag.

Ich weiß, wann meine Postbotin die Post in meinen Briefkasten wirft, manchmal grüßen wir uns im Hausflur und ich frage mich, was sie wohl heute Abend essen wird. An der Bushaltestelle treffe ich immer denselben Mann. Wir kennen uns nicht, aber ich frage mich dann, was seine Lieblingsfarbe und ob er heute wohl glücklich ist. Von meinem Balkon aus beobachte ich Menschen, die ihre Hunde ausführen, und ich frage mich, welche Entscheidungen in ihrem Leben sie am meisten bereuen.

Unsere Leben greifen exakt ineinander und wir sind vielleicht nur ein Teil des großen Ganzen, aber vielleicht sind wir auch das große

Ganze und zumindest für die Menschen in unserer Umgebung existieren wir und können gemeinsam mit ihnen goldene Streifen auf unseren Wegen hinterlassen.

Ich erinnere mich wenig an meine Schulzeit. Vieles habe ich verdrängt und die dissoziative Amnesie tat ein Übriges. Die Kernerinnerungen haben aber erstaunlich oft mit anderen Personen zu tun. Der Schmerz und die Dankbarkeit sind keine Gegensätze, sondern eng verwandte Gefühle. Ich hatte eine Lehrerin, die in meiner Wahrnehmung stets zu mir stand und mich als Person und Schülerin schätzte. Ich konnte das spüren und ich spüre es bis heute. Wertschätzung ist kein selbstverständliches Gefühl und diese Wertschätzung verhalf mir nicht nur zu einer gesünderen Selbstwahrnehmung, sondern sie förderte auch maßgeblich mein Interesse am Schreiben. Im Gegensatz dazu erlebte ich auch Lehrer*innen, die mich ganz offensichtlich nicht mochten und mir dies auch deutlich zeigten. Zwar verstehe ich inzwischen, dass nicht jeder Mensch jeden Menschen mag, ich tue das schließlich auch nicht, aber als junges Mädchen diese Abneigung zu spüren tat weh und ich konnte sie nicht einordnen. Andere Lehrer*innen missbrauchten mein Vertrauen schwerwiegend und auch wenn ich retrospektiv ihre Hilflosigkeit nachvollziehen kann, war es für mich damals unerträglich, einer Autoritätsperson so ausgeliefert zu sein. Manchmal haben Schulen eigene Schulpsycholog*innen und/oder Schulsozialarbeiter*innen, die bessere Kenntnisse in Verhaltensauffälligkeiten bei Schüler*innen vorweisen. In Krisen oder schweren Zeiten während der Schulzeit können diese als Ansprechpartner*in dienen und gegebenenfalls weitervermitteln.

Eine emotional instabile Persönlichkeitsstörung drückt sich unter anderem auch durch eine gestörte Selbstwahrnehmung aus. Ebenso kann es Betroffenen schwerfallen, konstante Beziehungen aufrechtzuerhalten. Auch ich tat mich in meiner Vergangenheit schwer damit. Deswegen mag es vielleicht belanglos wirken, aber die unermüdliche Unterstützung dieser einen Lehrerin half mir zu verstehen, dass Menschen bleiben können und wollen. Ich bin sehr dankbar für diese Erfahrung und denke oft daran, was sie für mich bedeutet. Ich habe 13

Jahre meines Lebens die Schule besucht und deswegen auch viel Zeit dort verbracht. Die Beziehungserfahrungen mit meinen Lehrer*innen haben viel in mir ausgelöst. Ich konnte mich schwer davon abgrenzen und vor allem negative Erfahrungen hingen mir noch lange nach. Ich tat mich in den letzten Jahren meiner Schulzeit schwer, fast hätte ich die Schule abgebrochen, weil ich mich so verloren fühlte.

Meine erste Therapeutin lernte ich im Alter von 15 Jahren kennen. Sie sollte mir nicht nur das Leben retten, sondern auch meine Ansprüche an nachkommende Therapeut*innen formen. Drei Jahre lang trafen wir uns fast jede Woche, fünfzig Minuten lang. Die Häufigkeit und Regelmäßigkeit gaben mir in Zeiten von tiefsten Depressionen Sicherheit. Ich lernte, was es bedeutet, eine konstante Beziehung zu führen, und wie eine solche überhaupt funktioniert. Ich lernte mich selbst kennen und fühlte mich gesehen, angenommen und vor allem ernst genommen. Sie entschied sich dafür, mich zu behandeln, ganze drei Jahre lang. Ihre Entscheidung hatte einen wesentlichen Einfluss auf mein Leben. Auch während meiner Klinikaufenthalte traf ich auf viele, unterschiedliche Therapeut*innen, Pflegekräfte, Chefärzt*innen, Mitpatient*innen. Meistens sind es kurzfristige Begegnungen, die uns nicht weiter wichtig erscheinen. Aber jede Begegnung hinterlässt Spuren, manchmal wirklich gute und manchmal wirklich schlechte.

In meinem Leben gab es Sozialarbeiter*innen, die manchmal vielleicht ihren eigenen Einfluss unterschätzten. Das unterstelle ich jetzt mal. Wer beruflich viel mit schweren Schicksalen und ernsten Entscheidungen zu tun hat, stumpft nach einer Zeit vielleicht etwas ab. Zumindest fühlte es sich als Kind so an, wenn diese Menschen einen gewaltigen Einfluss auf mich und mein Leben haben sollten. In einem überforderten System von Jugendhilfe und Sozialarbeiter*innen, die zu viele Fälle haben, war kein Platz für mich. Sie nahmen mich zur Seite und sagten, ich solle aufhören, meinem Umfeld solche Schmerzen und solche Sorgen zu bereiten. Als würden sich meine Probleme so einfach in Luft auflösen. Es kam nicht zur Sprache, unter welchem Schmerz ich litt. Ich wurde nicht zur Seite genommen und gefragt, wie sich der Schmerz eigentlich für mich anfühlte. Es ging hauptsächlich darum, mich wieder in die Gesellschaft und das System zu drücken, das von mir verlangte, dass ich – ohne mich querzustellen oder aus der Reihe zu tanzen –, meinen Schulabschluss machte. Meine logische Schlussfolgerung war, dass ich selbst verantwortlich sein musste für jeden Schmerz in meinem Umfeld – und meinen eigenen sowieso.

Aber so funktionieren psychische Erkrankungen nicht, das kann ich nicht oft genug betonen. Es sollte Jahre dauern und viel Therapie brauchen bis ich verstand, wie giftig diese Aussagen waren, die in mein junges Gehirn gepflanzt worden waren. Mit Abstand stellte ich fest und erkannte, dass ich nicht nur hilflos und jung war, sondern auch als Projektionsfläche diente für Menschen, die wesentlich älter waren und es wesentlich besser hätten wissen müssen. Meine Hilflosigkeit kombiniert mit ihrer Hilflosigkeit formte sich zu einem Sumpf aus gelähmten Beteiligten, die nicht weiterwussten. Meine Erfahrungen mit Personen, deren Job es war, mich als Kind aufzufangen, waren alles in allem sehr durchmischt. Auf viele Erfahrungen hätte ich gerne verzichtet, ich lernte erst mit der Zeit, dass diese Menschen, zu denen ich aufblickte, nicht unfehlbar waren. Das Erwachsensein war für mich ein abstraktes Mysterium, das ich nicht so ganz verstand. Ich glaubte, dass ab einem bestimmten Alter das Leben ganz von selbst in die richtige Waagschale fällt. Erwachsensein ist wesentlich mehr Arbeit, als ich es mir vorgestellt hatte.

In Deutschland gibt es drei Therapieformen, die von den Krankenkassen anerkannt und bezahlt werden. Das sind die *kognitive Verhaltenstherapie* (KVT oder VT), die *tiefenpsychologisch fundierte Psychotherapie* (TP) und die *analytische Psychotherapie*. Die Kosten für Therapieformen wie Biofeedback, Bewegungstherapie oder Kunsttherapie werden nicht von der Krankenkasse übernommen. Diese Therapieformen werden allerdings oft im stationären Bereich angeboten. Allgemein kann nicht gesagt werden, dass nur die von den Krankenkassen anerkannten Therapieformen hilfreich sind, und es sollten wesentlich mehr Angebote für Betroffene barrierefrei zugänglich gemacht werden. Bald wird auch die *systemische Therapie* von den Krankenkassen bezahlt [29].

PSYCHOLOGISCHE PSYCHOTHERAPEUT*INNEN haben Psychologie auf Master oder Diplom studiert und dann eine mindestens dreijährige Ausbildung für eine der zugelassenen Therapieformen nach Psychotherapeutengesetz abgeschlossen. Um eigenständig Psychotherapien durchzuführen, müssen sie eine Approbation (Berechtigung) erwerben. Im Schnitt brauchen psychologische Psychotherapeut*innen 12 Jahre bis zur Approbation. Der Begriff »psychologischer Psychotherapeut« ist in Deutschland geschützt. Psychologische Psychotherapeut*innen dürfen keine Medikamente verschreiben oder Atteste ausstellen.

ÄRZTLICHE PSYCHOTHERAPEUT*INNEN haben Medizin studiert und nach ihrer Approbation eine mindestens fünfjährige Facharztausbildung abgelegt. Psychotherapeutische Fachärzt*innen können zum Beispiel auf Psychosomatik oder Psychiatrie spezialisiert sein. Sie dürfen Medikamente verschreiben und arbeiten häufig in Kliniken.

Für welche Therapieform man sich entscheidet, hängt zuerst einmal von der Eigen- und Fremdgefährdung sowie dem Leidensdruck ab. In akuten Krisen und Notfällen ist eine Intervention in einer psychiatrischen Notfallambulanz hilfreich. Es ist auch möglich, kriseninterventionär in die Psychiatrie aufgenommen zu werden. Psychiatrien in Deutschland müssen Patienten zu jedem Zeitpunkt aufnehmen, denn sie stehen in der Versorgungspflicht. Die zuständige Psychiatrie hängt vom Wohnort der Betroffenen ab. Deswegen besteht in einem akuten Notfall nicht die Möglichkeit, sich eine Klinik auszusuchen. Einweisen können Notaufnahmen und andere Ärzt*innen, allerdings auch die Polizei im Falle einer Fremdgefährdung und auf richterlichen Beschluss. Im nächsten Kapitel (Seite 104) erkläre ich die Unterschiede zwischen den stationären Behandlungsorten.

Entscheidet sich eine Person, in psychotherapeutische, ambulante Behandlung zu gehen, dann hilft es oft, den ersten Schritt über den Hausarzt*in zu machen. Diese können auch durch eine medizinische Untersuchung, zum Beispiel durch ein Blutbild, ausschließen, dass eine Depression physischen Ursprungs ist (Schilddrüse). Bei der Wahl der Therapeut*in kommt es auch auf die eigenen Interessen und Neigungen an. Tiefenpsychologische Therapeut*innen arbeiten vermehrt die Vergangenheit auf, Verhaltenstherapeut*innen beschäftigen sich vor allem mit der Gegenwart eines Patient*in. Es kann hilfreich sein, sich darüber zu informieren, auf welche Störungsbilder sich die Behandelnden spezialisiert haben. Bestimmte Therapieformen sind für einige Erkrankungen besser geeignet als für andere. Am wichtigsten für eine erfolgreiche Therapie ist allerdings das Patient*in-Therapeut*in-Verhältnis. Die Behandlung sollte auf einem guten Vertrauensverhältnis basieren. Dafür sind auch Probesitzungen gedacht. Betroffene können zwei bis vier Probesitzungen bei verschiedenen Therapeut*innen in Anspruch nehmen, die von der Krankenkasse übernommen werden. Im Gegensatz zum Besuch bei einem Arzt*in, der (im besten Fall) eine Diagnose stellt und die Patient*in dann zum Beispiel medikamentös behandelt, erfordert eine Psychotherapie wesentlich mehr Eigenmotivation. Es kann hilfreich sein, sich vorher Ziele zu formulieren, die man in einer Therapie gerne erreichen möchte. Eine erfolgreiche Therapie besteht hauptsächlich aus aktiver Mitarbeit der Betroffenen. Denn anders als man es vielleicht vermutet, ist ein Therapeut*in nicht dafür da, Ratschläge zu geben oder dem Betroffenen eine Lösungsstrategie zu erklären. Ein Therapeut*in leitet und führt zur eigenen Erkenntnis der Lösungen.

Ich habe in meinem Leben verschiedene Therapieformen ausprobiert und kennengelernt. Allgemein kann ich sagen, dass die meisten Therapeut*innen interdisziplinär arbeiten, wovon ich sehr profitiert habe. In meinen stationären Aufenthalten konnten mir auch die Bewegungstherapie und Kunsttherapie neue Strategien eröffnen. Mir fiel es teilweise leichter, meine Emotionen nicht nur verbal, sondern auch mit gestalterischen Methoden auszudrücken. Für die Erfolge meiner Psychotherapien war hauptsächlich die Beziehung zu meinen Therapeutinnen ausschlaggebend. Ich hatte überwiegend positive Erfahrungen, die mir halfen, Vertrauen zu fassen und mich zu öffnen. Es war anfangs ungewohnt, mit einer fremden Person in einem Raum zu sitzen und ihr all die Dinge zu erzählen, die mich so beschäftigten. Denn meine tiefsten Gedanken und Geheimnisse hatte ich noch niemandem erzählt. Auch tat ich mich in der Musiktherapie schwer, wenn wir trommeln sollten. Aber nicht jede Therapie ist eben für jede Person geeignet. Die erste Zeit konnte ich mir selbst nicht eingestehen, dass ich krank sein sollte. Ich konnte nicht richtig einordnen, dass mein Gegenüber mir nichts Böses wollte und außerdem der Schweigepflicht unterliegt. Das ist die Grundlage für ein Vertrauensverhältnis. Während meinen Therapiesitzungen habe ich meine Grenzen ausgetestet und teilweise auch eine starke Idealisierung meines Gegenübers erlebt. Wichtig ist, solche Gefühle und Strukturen zu besprechen. Es kommt auch ab und zu vor, dass Patient*innen sich in ihre Therapeut*innen verlieben. Ich habe meine Therapiesitzungen als Orte erlebt, an welchen ich ehrlich und offen sprechen konnte. Meine behandelnden Therapeutinnen haben stets eine professionelle Distanz gewahrt, haben mir Wertschätzung entgegengebracht und konnten mir wertvolle Erkenntnisse mit auf meinen Lebensweg geben.

Im Laufe meiner Therapieerfahrung haben wir auch überlegt, ob es sinnvoll wäre, eine bestimmte Therapieart anzugehen. Ich stellte jedoch fest, dass mir meine Therapeut*innen*beziehung* wichtiger war als eine bestimmte Therapie*form*. Ein guter Therapeut*in wird beim Kennenlernen oder, falls im Laufe der Therapie auffällt, dass eine andere Richtung sinnvoller wäre, ehrlich seine Meinung äußern. Denn eine erfolgreiche ambulante Psychotherapie basiert auf Eigenmotivation, Vertrauen und Ehrlichkeit.

Gegenwärtig ist es leider ein Luxus, sich die Therapie aussuchen zu können, die man sich wünscht. Die Wartelisten sind lang und viele Suchende sind froh, wenn sie Erstgespräche vereinbaren können. Oft entscheidet dann der Zufall, bei welchen Behandelnden eine Therapie stattfinden kann. Es steht außer Frage, dass dies kein guter Zustand ist. Bei körperlichen Beschwerden wäre es undenkbar, einen beliebigen Fachärzt*in aufzusuchen, nur weil dieser den nächsten freien Termin hat. Obwohl wir in Deutschland eine weltweit einzigartige Versorgung in unserem Gesundheitssystem haben, reicht diese auch mit Blick auf die steigenden Zahlen der Betroffenen nicht aus. Fast jede beantragte Psychotherapie wird von den Krankenkassen bewilligt. Circa eine Millionen Menschen werden in Deutschland jährlich behandelt. Hürden für werdende Therapeut*innen sind nicht nur die zeitlich sehr lange Ausbildung, sondern auch der finanzielle Aspekt. Die Weiterbildung zum Psychotherapeut*in muss selbst finanziert werden. Das sind Kosten von etwa 20.000 bis 40.000 €.

Eine alternative Anlaufstelle können Beratungsstellen sein. Es gibt Beratungsstellen für verschiedene Thematiken und von verschiedenen Trägern. Auch ich bin über eine Beratungsstelle an meine erste Therapeutin gekommen. Oftmals werden Beratungsstellen von kirchlichen Trägern angeboten, allerdings spielt die eigene Konfession keine Rolle für die Inanspruchnahme solcher Angebote. Termine können meist kostengünstig oder kostenlos und kurzfristig ausgemacht werden. Im Anhang befinden sich Links und Adressen. Weiterhin kann es helfen, Menschen im Umfeld zu fragen, ob diese gute Erfahrungen mit einer bestimmten Therapeut*in gemacht haben. Onlineportale, die verschiedene Ärzt*innen bewerten, können nur bedingt hilfreich sein. Meine eigene Erfahrung hat gezeigt, dass die Erlebnisse so individuell sind, dass solche Portale auch unnötig verunsichern können.

Trotz all meiner positiven Therapieerfahrungen und auch wegen meiner negativen Erfahrungen war ich eine lange Zeit sehr therapiemüde. Ich hatte mir immer die größte Mühe gegeben, allen Anforderungen gerecht zu werden und das laugte mich aus. Ich neige dazu, eine Fassade aufrechtzuerhalten, die meinem Gegenüber vermittelt, dass ich alles unter Kontrolle habe, dass es mir gut geht und ich eigentlich total abgeklärt bin. Therapien sind aber nicht immer erfolgreich, oft sind sie auch ermüdend und frustrierend. Ich habe mich mit Therapeut*innen gestritten und ich wollte sehr oft das Handtuch werfen. Die lange Suche nach dem geeigneten Behandelnden führte auch dazu, dass ich mich monatelang nicht um einen Therapieplatz kümmerte, weil meine Motivation nicht ausreichte, die endlos langen Anrufbeantworteransagen anzuhören. Ich war zusammengerechnet ein Jahr meines Lebens in verschiedenen Kliniken und dort 24 Stunden am Tag mit meinen Gefühlen beschäftigt. Das war manchmal traurig und ich war wütend und ich fühlte mich, als würde ich mein Leben verschwenden, indem ich in Krankenhäusern war. Natürlich sind Therapien keine Verschwendung, denn sie gehören zum Leben eben dazu. Psychische Erkrankungen fühlen sich auch unfair an, aber das Privileg einer Therapie wiegt schwerer. In der Therapie lernte ich, dass alle Gefühle ihre Berechtigung haben und da sein dürfen. Nach Therapiesitzungen bin ich oft emotional leer und es gibt auch Sitzungen, die irgendwie gar nicht wirklich helfen. Wichtig ist, dass man sich davon nicht entmutigen lässt, auch wenn das manchmal sehr anstrengend ist. Es lohnt sich immer, diese Hürden zu überwinden, denn am Ende findet sich dann doch die richtige Therapeut*in und im Rückblick fällt auf, dass alles geholfen hat. Therapie ist vielleicht die schwerste, emotionale Arbeit, die man in seinem Leben leisten kann, aber sie trägt auch große Früchte. Es macht das Leben leichter und schöner, wenn wir uns selbst verstehen und einordnen können, warum wir uns so verhalten, wie wir es tun. Die eigene Vergangenheit aufzuarbeiten kann sehr schmerzhaft sein, wichtig ist aber, dass wir unsere Traumata erkennen und bearbeiten. Ungelöste Traumata können im erwachsenen Alter noch Probleme bereiten, die manchmal gar nicht in direkte Verbindung gebracht werden. Eine Therapie zu machen bedeutet nicht, dass die eigene Persönlichkeit schwach ist oder man unfähig ist, sich dem Leben zu stellen. Therapie bedeutet große Selbstfürsorge und Selbstliebe, es ist quasi ein Geschenk, das man sich selbst machen kann. Es bedeutet auch nicht, dass Menschen in Therapie irgendwie verrückt sind, auch wenn das gesellschaftliche Stigma manchmal schwer wiegt. Glücklicherweise findet in der Gesellschaft aber ein Wandel statt. Eine Psychotherapie wird immer mehr zu einem Thema, das man auch mit anderen Menschen bespricht. So, wie man eben auch über seinen gebrochenen Arm spricht, wenn man das möchte. Alle Personen, denen ich begegnet bin, sind (Überraschung!)

auch nur Menschen. Indem wir uns zueinander in Beziehung setzen und einander Rückmeldung geben, können wir uns besser verstehen. Wir alle erleben Emotionen und Rückschläge und machen Fehler und auch ganz wundervolle Dinge. Mit dieser Offenheit gelingen zwischenmenschliche Beziehungen und auch eine gute Psychotherapie. Ich glaube fest daran, dass jeder Mensch von einer Psychotherapie profitieren kann, wenn er sich darauf einlässt.

Begegnungen mit anderen Menschen, egal in welchem Kontext, geben uns die Chance, die Gemeinsamkeiten des Menschseins zu spüren. Wir haben die Möglichkeit, eine tiefere Beziehung zu formen oder ein winziges Fragment unserer eigenen Persönlichkeit weiterzugeben. Ich erinnere mich an viele Frauen, die ich in Klubs auf der Toilette kennenlernte, manchmal innerhalb von höchstens fünf Minuten. Es gibt Worte, die klingen in meinem Kopf nach. Sie ermutigen mich, auch wenn ich ihre Namen längst nicht mehr kenne und sie diese Begegnungen wahrscheinlich nicht mehr im Kopf haben. Ihre Existenz hatte eine – wenn auch minimale – Auswirkung auf mein Leben. Ich frage mich, welches Gefühl haben Menschen mit meiner Anwesenheit? Wie sollen sie sich an mich erinnern? Welchen guten Einfluss kann ich auf meine Umwelt haben? Ich kann niemandem abnehmen, wie ich wahrgenommen werde. Ob meine positiven Absichten auch positive Spuren hinterlassen. Aber wäre es nicht ganz fantastisch, es wenigstens zu versuchen? Gold ist eine Farbe, die uns verbinden kann, wenn wir erkennen, dass wir gemeinsam Mensch sind.

KAPITEL 7

Von Kliniken und stationären Therapien

Warum in einer Klinik die Türen nicht abgeschlossen sind

In meinem Leben bin ich oft in Psychiatrien gewesen. Sowohl als Jugendliche wie auch als Erwachsene. Als Minderjährige wollte ich das nicht unbedingt freiwillig. Als Erwachsene bin ich auf Wunsch meines Umfelds, manchmal aber auch auf meinen eigenen Wunsch mehrmals kriseninterventionär in der Psychiatrie gewesen. Das liegt inzwischen schon eine Weile zurück. Meine Erfahrungen mit Psychiatrien sind durchmischt. Zwar stimmen die Horrorgeschichten über Zwangsfixierungen und Räume ohne Türklinken nicht so ganz, aber wirklich schöne Orte sind Psychiatrien nicht. Da psychiatrische Abteilungen einen Versorgungsauftrag haben, trifft man in geschlossenen Psychiatrien auch Erkrankte, die man nicht oft im Alltag erlebt. Eine akute Psychose wirkt auf Außenstehende beängstigend und irgendwie fühlt man sich in der geschlossenen Psychiatrie doch eingesperrt, obwohl man auch freiwillig wieder gehen könnte. Einmal traf ich einen Mann, der glaubte, mit Gott zu sprechen. Eine Frau hatte eine unsichtbare Freundin, die ihr zuflüsterte, was andere im Raum über sie denken. Es ist eine andere Diskussion, wie sinnvoll es ist, die Betroffenen lediglich mit Medikamenten zu therapieren, aber leider ist das in Psychiatrien oft der Fall. Da es meistens um eine akute Krise geht, sind Medikamente oftmals die einzige und schnellste Lösung. Ab der Volljährigkeit werden Zwangseinweisung von einem Gericht angewiesen. Dafür müssen die Betroffenen einwilligungsunfähig sein. Im Normalfall sind die meisten Patient*innen in einer Psychiatrie freiwillig dort, auch wenn in der Gesellschaft andere Vorurteile gegenüber Psychiatrien existieren. Krankenhäuser können in Krisensituationen Anlaufstellen sein, allerdings haben nicht alle Krankenhäuser eine psychiatrische Abteilung.

Meine erste Therapeutin wollte, dass ich einen stationären Aufenthalt mache. Ich war 16 Jahre alt und obwohl die durchschnittliche Therapiedauer 12 Wochen betrug, verbrachte ich sechs Monate in der Klinik. Die frühe Intervention meiner Therapeutin half wahrscheinlich, meinen Krankheitsverlauf wesentlich zu mildern. Es gibt Krankenhäuser, die *psychosomatische Abteilungen* haben. Diese Abteilungen können sowohl stationäre als auch teilstationäre Angebote haben. Teilstationär, auch tagesklinisch genannt, bedeutet, dass Patient*innen tagsüber in der Klinik, abends und nachts allerdings zu Hause sind. Psychosomatische Stationen behandeln keine akuten Notfälle (zum Beispiel akute Schizophrenie oder Suizidgefährdung). Die Stationen arbeiten meistens tiefenpsychologisch oder verhaltenstherapeutisch. Außerdem gibt es Kliniken, die sich auf bestimmte Störungsbilder spezialisiert haben oder spezielle Stationen, z. B. für Persönlichkeitsstörungen oder Essstörungen, anbieten. Psychosomatische Abteilungen stehen nicht in der Versorgungspflicht und haben deswegen oft lange Wartelisten. Die Stationen dürfen sich aussuchen, wen sie aufnehmen. Meistens gibt es ein Vorgespräch mit einem Stationsarzt*in, der in diesem Gespräch eine entsprechende Notwendigkeit der Behandlung feststellt und prüft, ob eine Therapie in dieser Einrichtung sinnvoll wäre. Die Behandlung erfolgt also vollständig eigen- und freiwillig. Es kann von Vorteil sein, sich das Krankenhaus aussuchen zu können, das für einen selbst die passenden Therapieangebote bietet, allerdings gibt es viele Krankenhäuser, die bevorzugt Patient*innen aus der näheren Umgebung aufnehmen.

Das hat unter anderem den Grund, dass es im Therapieverlauf vorgesehen ist, die Wochenenden im üblichen Umfeld zu verbringen, also zu Hause. Das nennt sich therapeutische Belastungserprobung und dient dazu, die in der Klinik erlernten Bewältigungsstrategien in den gewohnten Alltag zu integrieren und zu üben. Falls das mal nicht so gut klappt, werden die aufkommenden Probleme in der Folgewoche aufgearbeitet. Natürlich besteht auch immer die Möglichkeit, früher in die Klinik zurückzukommen. Die Kosten für einen Aufenthalt übernehmen bei entsprechender Indikation die Krankenkassen oder Rentenversicherungen. Ein Aufenthalt dauert in der Regel zwischen sechs und 12 Wochen.

Der Alltag in einer psychosomatischen Klinik ist weniger spektakulär, als es vielleicht vermutet oder in Filmen dargestellt wird. Eigentlich sehen die Orte aus wie jedes andere Krankenhaus, meist teilt man sich ein Zimmer mit Mitpatient*innen und das Essen ist das gleiche wie auf allen anderen Stationen. In der ersten Woche der Therapie erfolgt eine medizinische Untersuchung. In dieser werden der physische Zustand überprüft und gegebenenfalls benötigte Therapien, wie beispielsweise Physiotherapie, angeordnet. Nach der Eingewöhnungszeit folgt der Klinikalltag, der nach einem geregelten Stundenplan verläuft. Meine Tage begannen morgens um 7 Uhr mit dem Frühstück und schon um 7:30 Uhr begann meine erste Therapiestunde. Es fühlt sich fast so an, wie zur Schule zu gehen, jede Stunde ein anderes Fach. Es ist von Klinik zu Klinik unterschiedlich, welche Therapien in welcher Häufigkeit angeboten werden. Einzeltherapiesitzungen gibt es oft mehrmals die Woche, andere Angebote wie Kunsttherapie oder Bewegungstherapie meist einmal die Woche. Oftmals wird auch viel Wert auf Gruppentherapie gelegt. In allen Kliniken, in denen ich war, fanden diese mehrmals die Woche für mehrere Stunden statt. Nach einer Weile fühlt sich der Klinikalltag normal an und es formt sich eine Parallelrealität im Kopf. Es ist ein ganz eigenes Gefühl, wenn man die ganze Zeit mit sich selbst und anderen Betroffenen konfrontiert ist. An vielen Tagen vergaß ich, dass außerhalb der Klinikmauern eine andere Welt existiert, die sich nicht den ganzen Tag mit psychischen

Erkrankungen beschäftigt. Ich habe auch während meiner Klinikaufenthalte viel geschrieben und meine Geschichten unter dem Titel »Klinikuniversum« zusammengefasst. Denn es ist eine Art anderes Universum, in welches man sich für mehrere Wochen begibt. Gerade deswegen sind die therapeutischen Belastungserprobungen am Wochenende so wichtig für den Therapieverlauf. In der Klinik wird das Essen serviert, der Alltag geht vor sich hin, zu jeder Zeit gibt es Pflegekräfte als Ansprechpartner*in und hauptsächlich ist man dafür verantwortlich, rechtzeitig zu den eigenen Therapien zu erscheinen. Es ist ein ungewohntes Umfeld, eine andere Situation als zu Hause. Sobald man zu Hause wieder alleine ist, können alte Verhaltensmuster wieder präsent werden. Es ist leichter, neue Bewältigungsstrategien an einem Ort auszuprobieren, von dem man weiß, dass man ihn wieder verlassen wird. Zu Hause kann man allerdings nicht weglaufen. Im Normalfall werden die Wochenenden gemeinsam mit den Therapeut*innen vorbereitet und dann auch nachbereitet. Es sind vorsichtige Übungen, um den Übergang nach der Entlassung nicht so abrupt und hart zu gestalten.

Der große Unterschied zu einer ambulanten Therapie ist die Konzentration der Therapien. Jeden Tag gibt es verschiedene Therapieangebote, die auch auf verschiedene Weisen helfen, den Gefühlen Ausdruck zu geben. Dies geschieht stets mit ausreichender Betreuung und in einer sicheren Umgebung. In Notfällen kann man sich direkt an die Pflegekräfte wenden, bei Bedarf auch auf Medikamente zurückgreifen. Die Therapien ergänzen sich und es besteht die Möglichkeit, in dem geschützten Rahmen der Klinik begleitend eine medikamentöse Therapie auszuprobieren. Durch die enge Betreuung können die Medikamente besser angepasst werden und auf Nebenwirkungen kann reagiert werden. Meine Klinikaufenthalte haben mir geholfen, mich für einen bestimmten Zeitraum ganz intensiv mit meinem Innenleben auseinanderzusetzen. Das kostet sehr viel Kraft und deswegen war es in dieser Zeit wichtig, mich nur darauf konzentrieren zu müssen. Einkaufen, den Haushalt führen und sonstige alltägliche Aufgaben fallen weg. Die Klinikumgebung hilft, die äußerlichen

Ablenkungen auszublenden und sich auf die wesentlichen Probleme der Erkrankung zu konzentrieren.

Die verschiedenen Therapieangebote halfen mir, mich mit verschiedenen Dingen auseinanderzusetzen. Am meisten profitierte ich von der *Kunsttherapie*. In der Kunsttherapie liegt die Auseinandersetzung in der Gestaltung. Das können Bilder sein, aber auch mit Ton oder Speckstein wird gearbeitet. Entweder stellt der Kunsttherapeut*in eine Aufgabe oder es wird frei gearbeitet. Am Ende der Stunde werden die gestalteten Werke in der Gruppe gemeinsam betrachtet und interpretiert. In der Kunsttherapie kann ganz abstrakt gearbeitet werden und manchmal hilft eine Stunde auch, sich von seinen Emotionen abzulenken. Es gibt keine Lösung oder keinen richtigen Ansatz für eine erfolgreiche Kunsttherapie. Sie dient dazu, sich gestalterisch mit dem Innenleben auseinanderzusetzen. Auch in der Musiktherapie gibt es diesen Ansatz, allerdings logischerweise mit Instrumenten und Geräuschen.

Sport und Bewegung helfen erwiesenermaßen bei leichten bis mittleren Depressionen. Deswegen gibt es in den meisten Kliniken ein *Bewegungsangebot*. Bei meinen Aufenthalten war das beispielsweise der Frühsport, der mehrmals die Woche stattfindet und manchmal auch mit anderen Stationen verbunden wird. Dabei geht es darum, den Kreislauf anzukurbeln und morgendliche Trägheit durch Bewegung zu lindern. Wenn der Frühsport mit Essgestörten stattfindet, hält sich die Anstrengung auf einem niedrigen Level. Denn es geht keinesfalls darum, exzessiv Sport zu betreiben, sondern rein um Bewegung des Körpers. Im Frühsport behandeln nicht unbedingt Psychotherapeut*innen. Meistens sind es Physiotherapeut*innen, Sportstudent*innen oder Auszubildende aus der Klinik.

Konzentrative Bewegungstherapie (KBT) ist eine Therapieform, bei welcher die Wahrnehmung und Bewegung im Mittelpunkt stehen. Die Therapie findet meist in Gruppen statt. Oftmals wird mit Gegenständen, z. B. Bällen, Tüchern oder Steinen, gearbeitet, die symbolisch und praktisch verwendet werden können. Ziele der KBT sind unter anderem, die Körperwahrnehmung zu verbessern und in Gesprächen die

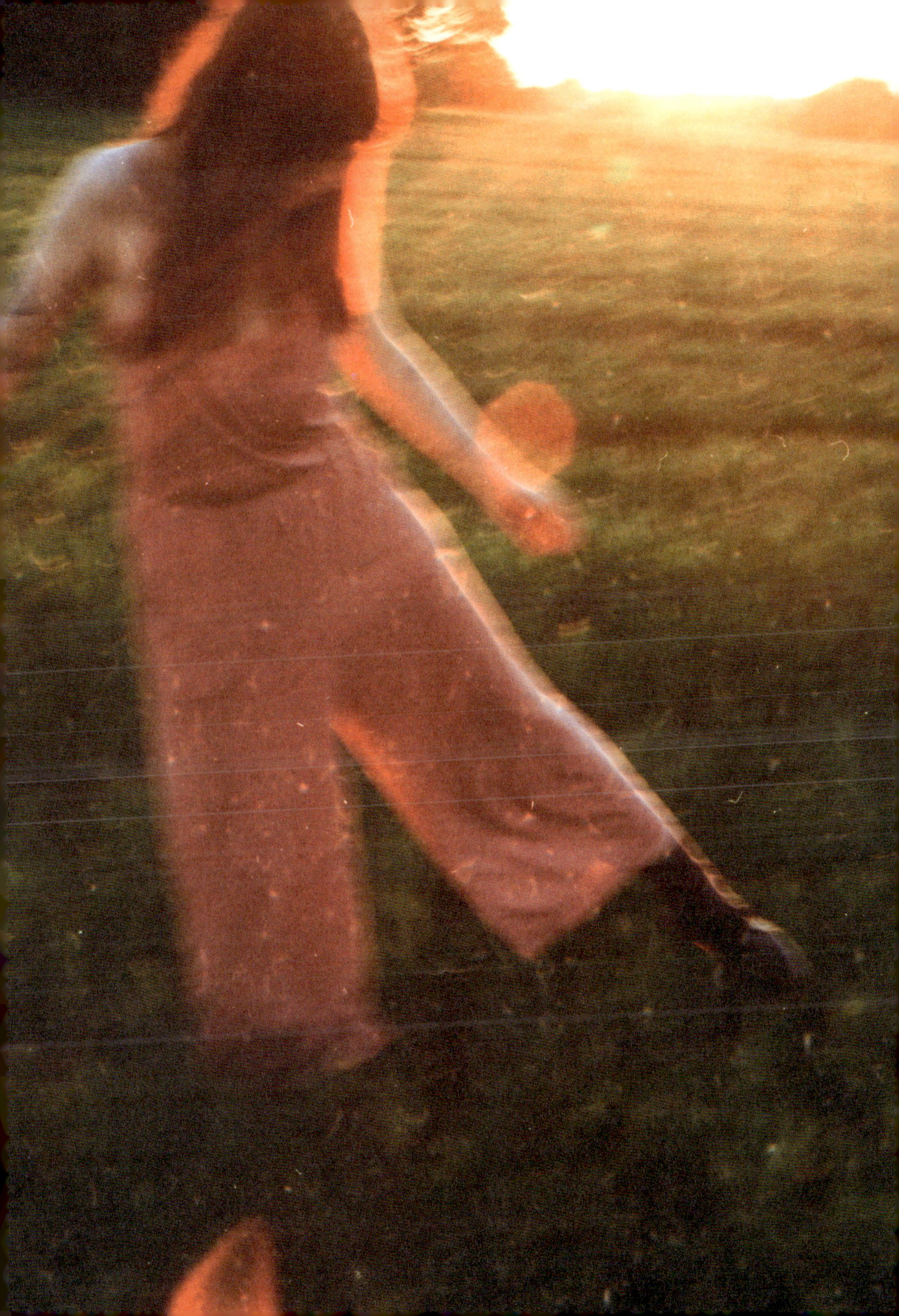

leiblichen Erfahrungen austauschen und einordnen zu können. Vor allem bei Erkrankungen, die den Körper abspalten, wie Essstörungen, dissoziative Symptome oder Schmerzstörungen, sind solche Erfahrungen wertvoll.

In der *Gruppentherapie* geht es um soziale Dynamiken zwischen den Gruppenmitgliedern. Therapeut*innen leiten das Gespräch lediglich, geben jedoch kein Thema vor. Das kann auch dazu führen, dass die meiste Zeit der Therapie geschwiegen wird. Es geht darum, über Gefühle zu sprechen und von anderen Gruppenmitgliedern Feedback zu bekommen. Das kann entweder ein Lösungsansatz oder eine Einordnung sein. Manchmal reicht auch die Bestätigung, dass andere ähnliche Gefühle haben. In der Regel dauert eine Gruppentherapiesitzung 90 Minuten und eine Regel ist, dass die besprochenen Themen den Raum nicht verlassen und die Gruppenmitglieder verschwiegen sind. Da mich Gruppensituationen emotional immer sehr anstrengen, war die Gruppentherapie für mich häufig die schwierigsten Sitzungen. Borderliner*innen schätzen gefühlsmäßig neutrale Situationen falsch ein und erleben ein Gefühl der Zurückweisung in Situationen normaler sozialer Beteiligung. Dies kann zu Missverständnissen in der Kommunikation führen und Konflikte in der Gruppe hervorrufen. Gerade deswegen sind diese Erfahrungen so wichtig, da sie Betroffenen helfen können, solche Situationen realistischer einzuschätzen.

Wenn eine Station auf bestimmte Störungsbilder spezialisiert ist, gibt es auch *störungsspezifische Therapien*. Zum Beispiel können Betroffene einer Borderline-Erkrankung von Therapiegruppen profitieren, in welchen Skills zum Spannungsabbau vermittelt werden. Für Essgestörte gibt es Gruppen, in welchen Essenstagebücher geführt werden und gesundes Essverhalten beigebracht wird. Eine Rolle spielen auch psychoedukative Angebote. In diesen werden, auch störungsspezifisch, Informationen zu den Erkrankungen vermittelt, die Betroffenen eine sachliche Einordnung ermöglichen. Es hilft, die eigene Erkrankung besser zu verstehen, wenn wir verstehen, welche Prozesse im Gehirn ablaufen und woher bestimmte Verhaltensmuster kommen.

Klinikaufenthalte haben mir geholfen, aus dem Trott meiner Selbstzerstörung zu entkommen. Ich schaffte es, mein Gewicht zu stabilisieren und wieder mehr zu mir und meinem Körper zu finden. Ich war gezwungen, meinen Fokus auf Dinge zu legen, die ich bis dato gerne verdrängt hatte. Außerdem entwickelte ich alternative Bewältigungsstrategien. Eine stationäre Therapie bedeutet wahnsinnig viel Arbeit und ist definitiv kein Urlaubsvergnügen. Aber ein Klinikaufenthalt kann eine Chance sein für Erkrankte, die ihren Alltag nicht mehr meistern können und eine enge Betreuung brauchen. Allerdings gibt es auch Kritik, dass psychosomatische Stationen in Deutschland oftmals Patient*innen aufnehmen, deren Probleme auch in einer ambulanten Umgebung behandelbar wären. Meine Therapeutin in der Klinik sagte mir einmal, dass es auch eine Vermeidungsstrategie sein kann, sich in eine stationäre Therapie aufnehmen zu lassen. Ich verstand, was sie meinte, als ich kurz vor meiner Entlassung stand und mich so an die Klinik gewöhnt hatte, dass ich furchtbare Angst hatte, wieder auf mich allein gestellt zu sein. Diese Ängste sind normal und können gemeinsam mit den Behandelnden besprochen werden. Eine Entlassung geschieht nicht aus heiterem Himmel und wird deswegen auch entsprechend vorbereitet.

Der Alltag in der Klinik ist überraschenderweise oft wirklich langweilig. Es gibt oft Pausen zwischen den Therapien, der Therapietag endet meistens am frühen Nachmittag. Aber ein Klinikaufenthalt ist natürlich auch kein Urlaub, bei dem es ein Animationsprogramm gibt. Wenn man also nicht mit Mitpatient*innen den ARD-Tatort im Gruppenraum ansieht, ist es von Vorteil, wenn man sich ein neues Hobby zulegt. Bei mir waren das Kreuzworträtsel und Stricken. Stricken war eine gute Beschäftigung für die Zeiten zwischen den Therapien, denn es lohnte sich meist nicht wirklich, irgendetwas anderes zu tun. Bei meinem ersten Klinikaufenthalt, bei welchem ich noch nicht volljährig war, gab es Pflegekräfte, die mit uns Karten spielten oder uns das Stricken beibrachten. Auf der Erwachsenenstation war ich wesentlich mehr für mich selbst verantwortlich und musste mir selbst Beschäftigungen suchen. Was übrigens nie erlaubt ist: tagsüber zu schlafen. Schlafen war für viele Patient*innen eine Bewältigungsstrategie, mit der sie Gefühlen aus dem Weg gehen konnten, und ist deswegen nicht gern gesehen. Manchmal gab es auch Gruppenaktivitäten. Die Gruppe darf sich selbst überlegen, was sie gerne machen will, und die Teilnahme war meistens verpflichtend. In meiner letzten Klinik gab es ein (ziemlich kaputtes) Minigolffeld, deswegen stand das eigentlich fast immer auf dem Programm. Im Klinikuniversum entwickelt sich ein Humor, der auf Außenstehende makaber wirken mag, aber es ist eine ganz natürliche Reaktion auf die Schwere der Probleme, die sich in der Klinik häufen. Die Uhren ticken gefühlt anders, denn die Essenszeiten sind strikt, und weil die Therapien so viel Kraft kosten, geht man abends früher schlafen.

In meiner Klinik gab es mehrere psychosomatische Stationen, eine davon war geschlossen. Das bedeutete, dass die Patient*innen, die dort aufgenommen werden, nicht alleine die Station verlassen dürfen. Aufgenommen waren dort hauptsächlich Menschen mit Suchterkrankungen, die einen Entzug machen mussten, und Menschen mit Essstörungen, deren Gewicht zu niedrig war. Beides sind Personengruppen, die bei erfolgreicher Stabilisierung auf eine offene Station wechseln. Das ist auch der langfristige Plan, denn die Versorgung der körperlichen Zustände ist wichtiger und ist die Grundvoraussetzung dafür, sich auf eine Therapie einzulassen.

Nach einem Klinikaufenthalt ist es schwierig, wieder im Alltag anzukommen. Nicht selten verschlechtern sich der Zustand und das Befinden nach einem Aufenthalt noch einmal. Das ist entmutigend und anstrengend. Viele Kliniken bieten Patient*innen Nachgespräche an, die in wöchentlichen Abständen den Übergang erleichtern sollen. Für mich war es wichtig, Anknüpfungspunkte schon während meines Aufenthaltes aufzubauen. Mein letzter Klinikaufenthalt resultierte darin, dass ich mich um einen Studienplatz bewarb. Meine Therapeutin brachte diese Zukunftsplanung in unseren Gesprächen auf den Tisch und ich verstand, dass es ein zentraler Punkt der Stabilität in meinem Leben darstellte. Gemeinsam erarbeiteten wir die verschiedenen Möglichkeiten, die ich hatte. Ich war selbst dafür verantwortlich, wie es mit meinem Leben weitergehen sollte, aber meine Therapeutin half, das Chaos in meinem Kopf zu ordnen, damit ich mich darauf konzentrieren konnte. Zwischen der Zusage für meinen Studienplatz und meiner Entlassung lag ein kurzer Zeitraum, es waren vielleicht ein paar Wochen, in denen noch nicht ganz feststand, was ich eigentlich tun sollte. Diese Zeit fühlte sich für mich unendlich an und trug nicht zur Besserung meines Zustands nach der Entlassung bei. Ich tat mich schwer mit meiner nicht vorhandenen Struktur im Alltag, ich war krankgeschrieben und es war ein heißer Sommer. Ich war mir so sicher, dass die Therapie erfolgreich gewesen war, dass ich wieder anfing, Alkohol zu trinken. Während meines Klinikaufenthalts, denn das ist auch eine Therapievoraussetzung, war ich nüchtern und wurde auch regelmäßig darauf getestet. Langsam und stetig verschlechtertet sich mein Gemütszustand wieder, als dann allerdings die Zusage für meinen Studienplatz kam, nahm dies so viel Raum und Planung ein, dass kein Platz für meine negativen Gedanken blieb. Ein Jahr später hörte ich endgültig auf, Alkohol zu trinken. Inzwischen glaube ich, dass sich die Erkenntnisse aus den Therapien erst ab diesem Zeitpunkt wirklich entfalten konnten. Allerdings glaube ich auch, dass die Klinikerfahrung, kurz vor dem Umzug in eine andere Stadt, mir die benötigte Stabilität dafür geben konnte, diese neue Erfahrung zu meistern.

Es gibt psychische Erkrankungen, die eine stationäre Therapie erforderlich machen. Essstörungen beispielsweise können ab einem bestimmten gesundheitlichen Zustand nicht mehr ambulant behandelt werden. Betroffene, die sich schwer selbst verletzten oder Zwangserkrankungen, die einen Alltag nicht mehr möglich machen, erfordern meist eine stationäre psychotherapeutische Behandlung. Trotzdem bedeutet das nicht, dass eine Erkrankung erst dann schwerwiegend ist, wenn Betroffene in die Klinik kommen. Ich habe lange Zeit gedacht, dass ich nur wirklich krank bin, wenn ich eine Sonde in meiner Nase habe, die mich zwangsernährt. Die Unsichtbarkeit von psychischen Erkrankungen kann zu diesem Gefühl führen. Aber je schwerer und chronischer die Erkrankung ist, desto schwerer ist die Genesung.

Es gibt keinen magischen Punkt, an dem alle anderen erkennen, wie schlecht es dir geht. Wenn eine Magersucht erst bei einem niedrigen Gewicht für andere wirklich bedrohlich wirkt, so ist diesem Gewicht eine lange Geschichte von gestörten Gedanken und gestörtem Essverhalten vorangegangen. Es gibt niemanden, der dir die Bestätigung gibt, die du suchst. Kein Schnitt und kein Gewicht werden je tief genug sein, dass es sich endlich so anfühlt, als sei man wirklich, richtig krank. Jede Diagnose und jeder Arztbrief sind nur weitere Worte auf Papier, die die Abrechnung für die Krankenkassen erleichtern. Es passiert schnell, dass man sich mit Mitpatient*innen vergleicht oder das Gefühl hat, man habe einen Therapieplatz nicht verdient. Aber es kann ja keine Lüge sein, wenn ein Behandelnde*r dich eingewiesen und ein Facharzt*in dich aufgenommen hat, oder? Stationäre Therapien haben den Zweck, Betroffene aus ihrem gewohnten Umfeld zu holen, um angewöhnte Verhaltensmuster zu durchbrechen, denn manchmal hilft nur die Trennung vom Alltag. In diesem geschützten Rahmen ist es möglich, sich um die grundliegenden Dinge zu kümmern. Behandelnde können mit den Betroffenen Situationen üben, die sie verlernt haben, das wird häufig auch bei Angststörungen angewandt. Am Anfang eines stationären Aufenthaltes ist es wichtig, auch gemeinsam mit den Behandelnden, Therapieziele zu formulieren und zu überlegen, welche Schritte konkret dafür sinnvoll sind. Trotz der räumlichen Trennung vom eigentlichen Alltag ist es ebenfalls wichtig, sich um Angelegenheiten aus diesem Bereich zu kümmern. Das können Anträge bei Ämtern sein, Schulbescheinigungen oder das Zurückkehren an den Arbeitsplatz. Auch hier bietet der stationäre Rahmen die Möglichkeit, sich Unterstützung zu holen. Die Wiedereingliederung nach einem Aufenthalt ist sowohl für Betroffene als auch für Angehörige eine wichtige Aufgabe. Die neuen Erfahrungen müssen trainiert und im Alltag geübt werden, idealerweise gibt es eine nahtlose Weiterbetreuung durch einen ambulanten Therapeut*in. Für Betroffene kann es wichtig sein, auch während des Klinikaufenthalts mit Personen aus ihrem Umfeld regelmäßigen Kontakt zu haben. Leider sind viele Angehörige und Freund*innen oft eingeschüchtert, wenn Betroffene im Krankenhaus sind. Dabei sind Unterstützung und Fürsorge aus dem Umfeld so wichtig, damit sich Betroffene nicht zu sehr im Klinikuniversum verlieren. Ein Klinikaufenthalt ist ein mutiger Schritt und bedeutet, dass Betroffene sich Genesung und Besserung wünschen – das sollte wertgeschätzt werden. Wichtig für Angehörige ist, dass sie keine Berührungsängste haben und offen auf die Betroffenen zugehen. Es ist auch möglich, Patient*innen zu besuchen, wenn diese das möchten. Denn eigentlich ist es ja wie bei einem gebrochenen Bein oder einer Mandeloperation: Über Blumen, Eis und Luftballons freut sich eigentlich fast jede*r Kranke.

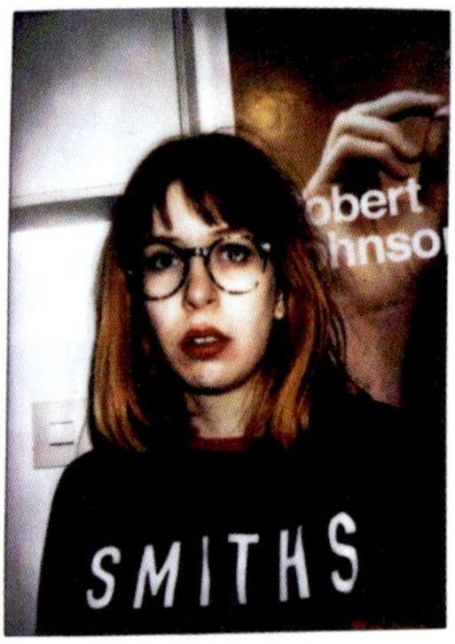

24/02/18

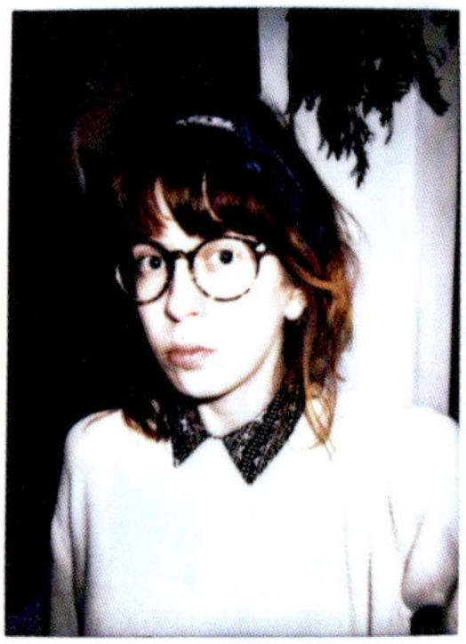

13/03/18

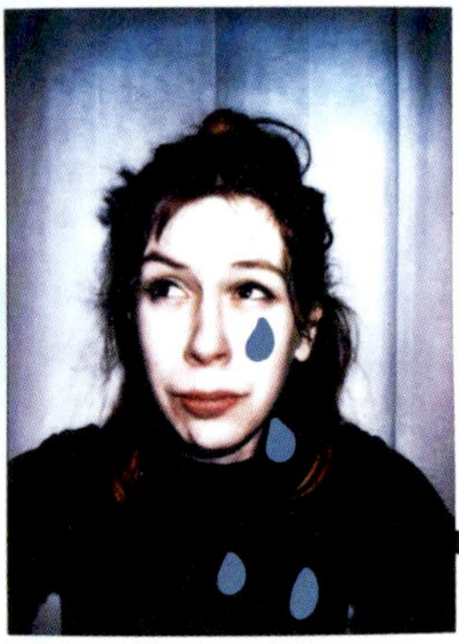

01/03/18

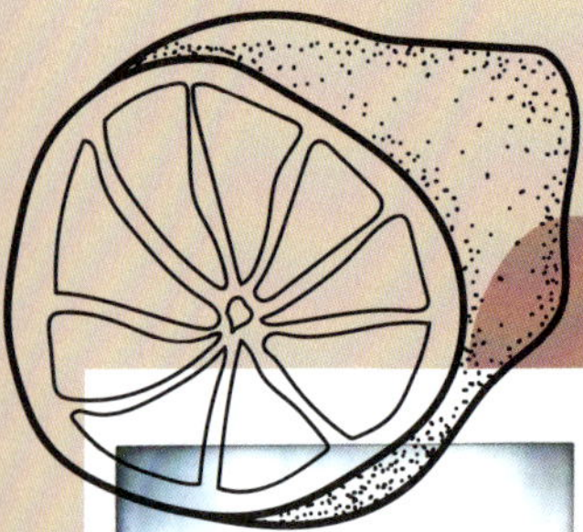

ich hoffe der tumult in deinem kopf und in deinem bauch wird von jahr zu jahr ruhiger

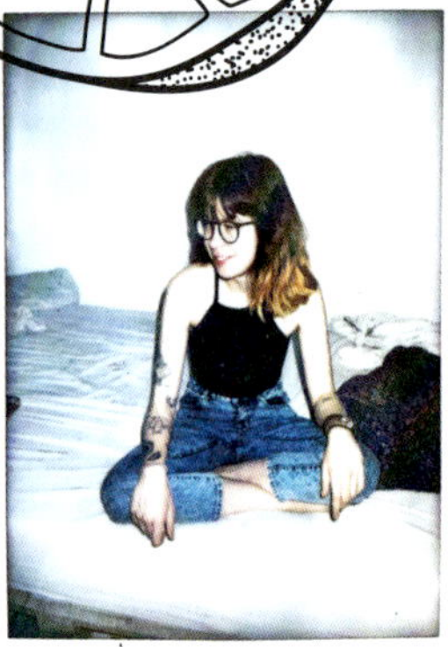

04/08/18

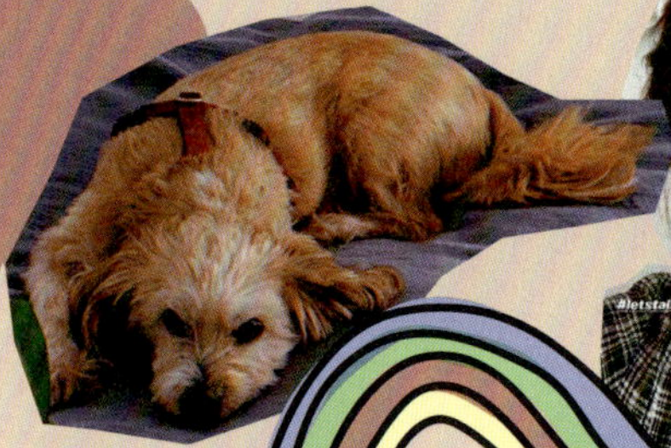

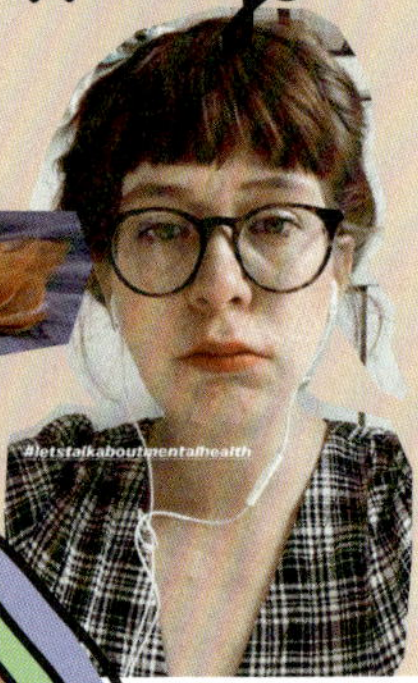

und ich habe mich wieder verliebt – vor allem in mich und mein leben.

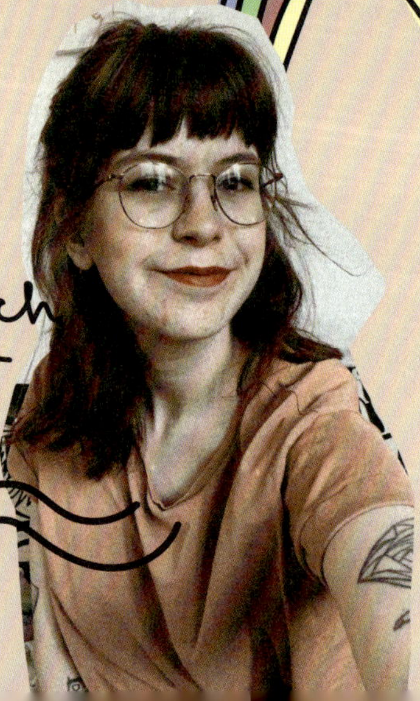

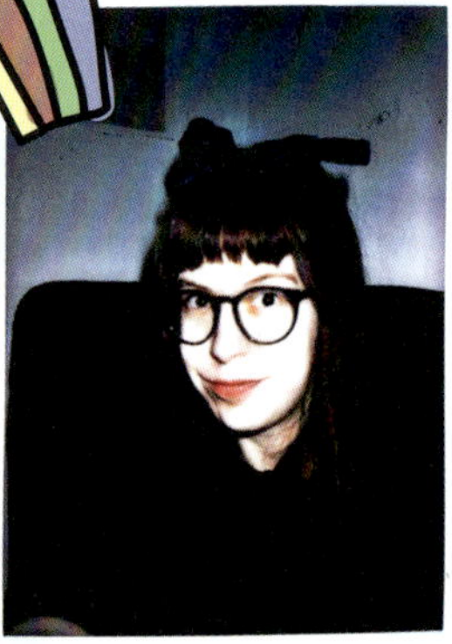

02/04/20

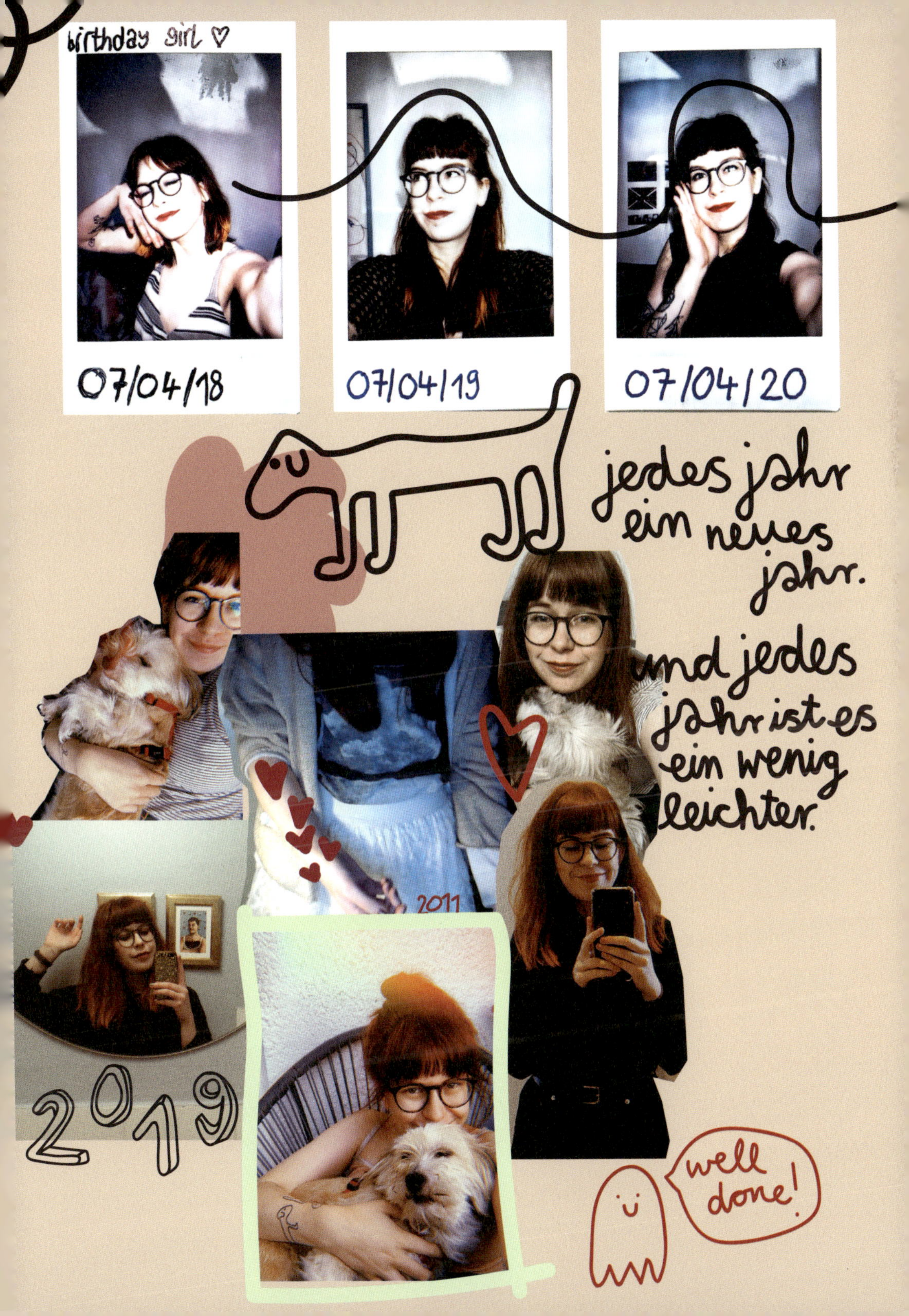
birthday girl ♡
07/04/18
07/04/19
07/04/20
jedes jahr ein neues jahr.
und jedes jahr ist es ein wenig leichter.
2011
2019
well done!

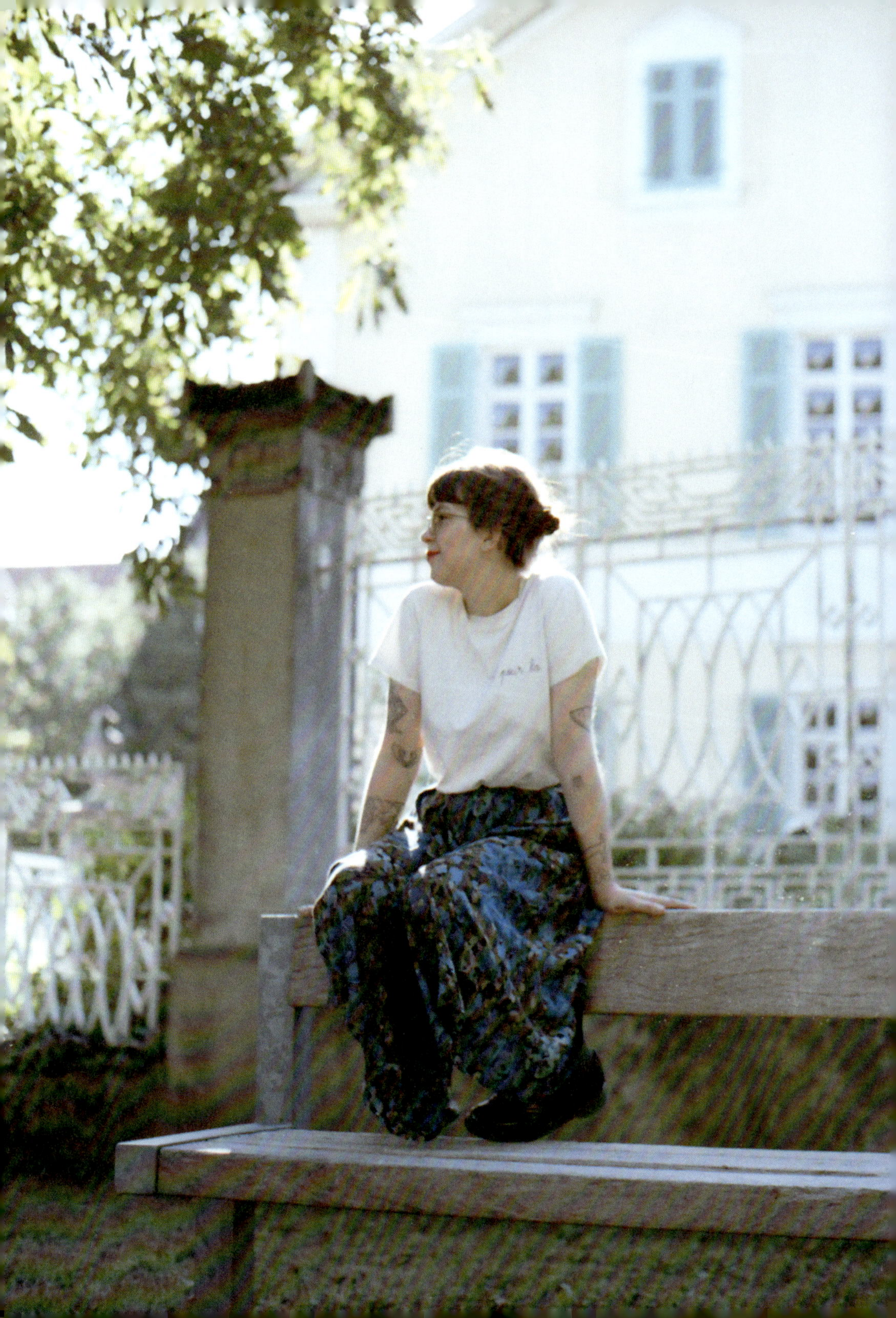

KAPITEL 8

Vom Normalsein und Einsamsein

»the ultimate sensation of breaking
through your desire
of wanting
to hurt yourself
is making not wanting
to hurt yourself
easier
and
calmer and
always worth a thousand stars exploding
in your chest.
the air fills your lungs
and the heaviness of living
is not your final feeling
but a bearable burden
that opens up stairs to the lovable person
you've always been.«

Warum meine Heilung als weiße deutsche Frau ein Privileg ist

Auch wenn ich es schon angesprochen habe: Ich kann nicht über meine eigene Heilung sprechen, ohne auch über meine Privilegien in der Gesellschaft zu sprechen. Dieses Kapitel beschäftigt sich mit gesellschaftlichen Strukturen, Diskriminierung und einem größeren Kontext von psychischen Erkrankungen. Ich möchte darauf hinweisen, dass im Anhang weiterführende Literatur (Seite 162) vermerkt ist, die sich intensiver mit der Thematik beschäftigt.

Ich dachte immer, ich muss das tun, was scheinbar alle tun. Reisen, studieren, Karriere, Geld, Haus, Mann, Kinder. Ich dachte, das Leben hat eine bestimmte Ausrichtung, der wir alle mehr oder weniger erfolgreich folgen. In einer Leistungsgesellschaft war ich eingeengt vom Zwang, Dinge nach dieser Lebensrealität abzuarbeiten. Ich wusste jahrelang nicht, was Privilegien bedeuten, und ich versuchte, einen Platz in dieser konkreten Vorstellung des Lebens zu finden. Lange gab es für mich keine Alternative zu diesem Bild in meiner Vorstellung und ich eiferte einer Form von Normalität hinterher, die mir von meinem Umfeld vermittelt wurde. Als ich schon zu Schulzeiten nicht ganz Schritt halten konnte, fiel auch mein gesamtes Weltbild in sich zusammen.

In der Schule war ich, zumindest anfangs, eine überdurchschnittlich gute Schülerin. Ich war engagiert und selbstbewusst, aber auch schon in meiner Kindheit und Schulzeit emotional eher unausgeglichen. Als Mädchen durfte ich emotional sein; als ich aber zu emotional wurde, fiel ich aus dem Raster heraus. Mein Abitur bestand ich dann eher mittelmäßig. Es tat mir lange Zeit weh, durchschnittlich zu sein, weil ich dachte, dass man im Leben nur eine Existenzberechtigung beanspruchen kann, wenn man auch überdurchschnittliche Leistungen erbringt, und zwar jeden Tag. Gleichzeitig lernte ich, dass ich mich als Frau hauptsächlich darauf konzentrieren muss, gut auszusehen und angepasst zu sein. Dass mich das mitunter auch in eine schwere Depression katapultierte, steht außer Frage.

Aber was bedeutet eigentlich »*normal sein*« und was ist die Norm? Normen sind weniger als Gesetze, aber mehr als nur Vereinbarungen unter einzelnen Personen. Das bedeutet also, dass normal ist, woran man sich gemeinhin hält. Normalität ist das Einhalten von Normen. Wir erinnern uns an neurotypische Personen aus Kapitel 2 (Seite 30). Wir empfinden Dinge als normal, die wir gewohnt sind. Der Soziologe Gerhard Schulze sagt: »Es gibt kaum etwas Schwierigeres als eine Theorie des Normalen.« Normalität hat also keinen festen Wert und Dinge, die wir als normal betrachten, können für andere unnormal sein. Besonders beobachte ich das bei Schönheitsidealen. Auf verschiedenen Teilen der Welt gibt es verschiedene Ansichten von Schönheit, diese können teils sehr gegensätzlich sein. Während wir in Deutschland eher auf gezupfte Augenbrauen stehen, gelten zusammengewachsene Augenbrauen in Zentralasien als Schönheitsideal. Diese Erkenntnis half mir zu verstehen, dass, egal was ich tue und wie ich aussehe, es immer Menschen geben wird, denen das gefällt oder denen das nicht gefällt. Genau aus diesem Grund gibt es nur eine einzige Person, der gefallen muss, wie ich aussehe: Und das bin ich selbst. Extrem schlanke Schönheitsideale können bei Jugendlichen Unzufriedenheit mit dem eigenen Körper auslösen und unter anderem zu Essstörungen führen. Das spielt bei der Entstehung einer Bulimie eine noch größere Rolle als bei einer Magersucht. Weibliche

Jugendliche sind häufiger davon betroffen als männliche. Die austauschbaren Schönheitsideale machen die Gesellschaft krank.

Was bedeutet *Privileg*? Ein Privileg definiert sich durch ein Vorrecht, das einer Person oder einer Personengruppe zugeteilt wird. Ein Privileg erzeugt Diskriminierung und Diskriminierung erzeugt Privilegierung. In Deutschland gilt im Artikel 3 des Grundgesetzes, dass Diskriminierung ausgeschlossen wird, insbesondere Privilegien, die bei Geburt erworben werden. Dazu zählen zum Beispiel die Herkunft, Sprache, Hautfarbe oder das biologische Geschlecht. Aber nur weil das so im Gesetzbuch steht, heißt das nicht, dass unsere Gesellschaft auch so funktioniert. Ein Privileg sind unverdiente Vorteile, die ein Mensch genießt. Es ist ein Privileg, männlich gesehen zu werden, und es ist ein Privileg, eine weiße Hautfarbe zu haben. Es ist auch möglich, im Laufe des Lebens weitere Privilegien dazu zugewinnen, beispielsweise durch Bildung, aber auch ökonomische Vorteile. Menschen, die Privilegien genießen, erleben diese meistens als selbstverständlich.

Wir wachsen mit Werten und Vorstellungen auf, die uns durch unser Umfeld vermittelt werden. Die Medien erklären uns, wie das Leben funktioniert. Wir werden geprägt von Heteronormativität und westlicher Kultur. Es ist ein schmerzhafter Prozess, diese Denkweisen zu hinterfragen und dann vielleicht festzustellen, dass die Welt anders funktioniert als wir es bis dahin geglaubt haben. Ich dachte selbst lange, dass psychische Erkrankungen ein Randphänomen seien, und obwohl ich mich auch schon damals als weltoffen und liberal einschätzte, stellte ich fest, dass ich gar nicht so viel von der Welt verstand, wie ich dachte. Meine Situation als weiße Cis-Frau in Deutschland erleichterte mir den Zugang zu therapeutischer Behandlung. Mir war es erlaubt, Gefühle zu haben und zu zeigen, und mir war erlaubt, unglücklich zu sein. Die Krankenkasse machte mir keinen Strich durch die Rechnung und ich erlebte keine Diskriminierung aufgrund meiner Hautfarbe oder Herkunft. Über die Jahre habe ich mich viel mit Diskriminierung beschäftigt und auch meine eigene Position in der Gesellschaft hinterfragt. Ich erlebe tagtäglich Sexismus und erkenne patriarchalische Strukturen, die mir zwar erlauben, Emotionen zu zeigen, aber auch nur, wenn ich dabei gut aussehe. Im Folgenden möchte ich erklären, was ich über unsere Gesellschaft gelernt habe, vor allem in Bezug auf Stigmatisierung und psychische Erkrankungen.

Was bedeutet *Stigmatisierung*? Stigmatisierung ist ein Begriff aus der Soziologie und meint einen Prozess, in welchem einzelne Personen in eine bestimmte Kategorie eingeordnet werden. Meist sind diese Merkmale negativ behaftet und die Personengruppen werden sozial diskriminiert. In der Regel sind Randgruppen betroffen. Daraus ergibt sich ein Teufelskreis, denn Stigmatisierung führt zu Ausgrenzung und Ausgrenzung führt zu Randgruppenbildung. Psychisch Erkrankte werden als unzuverlässig und »verrückt« stigmatisiert, oftmals werden psychische Erkrankungen als eine psychotische Erkrankung pauschalisiert (Wahnvorstellungen, Halluzinationen, Unzurechnungsfähigkeit). Psychische Erkrankungen sind zwar keine Seltenheit, aber doch aus dem gesellschaftlichen Blickfeld verdrängt. Auch die Borderline-Erkrankung erlebt Stigmatisierung. Betroffenen wird manipulatives, rücksichtsloses Verhalten nachgesagt. Gleichzeitig halten auch viele Behandelnde Borderline-Patient*innen für unheilbar, was dazu führt, dass die Behandelnden eine Behandlung grundsätzlich ablehnen. Stigmatisierung führt dazu, dass Einzelpersonen übersehen werden und ein pauschales Urteil über eine Personengruppe gefällt wird.

ERKENNTNIS NUMMER EINS ÜBER UNSERE GESELLSCHAFT: Sexualität und Geschlechtsidentität sind nicht binär und mein Leben ist nicht erst dann lebenswert, wenn ich einen romantischen Partner*in an meiner Seite habe. Es verlieben sich nicht nur Frauen in Männer und Männer in Frauen und überhaupt identifiziert sich nicht jede Person als männlich oder weiblich. Geschlechtsidentität existiert auf einem Spektrum und genau wie Borderline-Betroffenen in der Therapie erklärt wird, dass die Welt nicht aus zwei Gegenpolen (Gut und Schlecht, Schwarz und Weiß) besteht, so können wir auch Sexualität nicht auf zwei Gegenpole reduzieren. Die Welt besteht aus Abstufungen von vielem, auch in Bezug auf Geschlechter und Sexualität. Die Nicht-Akzeptanz von Menschen, die sich anders identifizieren, führt bei diesen zu vielen psychosozialen Problemen. Eine Studie aus Frankreich zeigt, dass 69% der befragten Jugendlichen, die sich als transsexuell identifizieren, Suizidgedanken haben. Davon haben 34% einen oder mehrere Suizidversuche hinter sich [30]. In einer unterstützenden Umgebung und mit unterstützenden Eltern haben Transkinder genauso wenig psychische Probleme wie die Gleichaltrigen in der Vergleichsgruppe [31]. Das bedeutet, dass eine radikale Akzeptanz unserer Mitmenschen weniger häufig zu psychischen Problemen führt. Das Minoritätenstressmodell von Ilan H. Meyer beschreibt einen vermehrten Stress bei stigmatisierten sozialen Minderheitsgruppen. Der Stress setzt sich zusammen aus gesellschaftlicher Stigmatisierung, Diskriminierungserfahrungen und Gewalt sowie internalisierte negative Einstellungen der Gesellschaft. Das bedeutet also, dass Betroffene zusätzlich zu dem Stress, den alle Menschen erfahren, einem Minderheitenstress ausgesetzt sind und deswegen anfälliger für psychische Erkrankungen sind. Viele internationale Studien belegen ein erhöhtes Risiko von psychischen Erkrankungen und Suizidalität bei Menschen, die sich nicht als heterosexuell identifizieren [32].

ERKENNTNIS NUMMER ZWEI: Wir leben in einer rassistischen Gesellschaft und als Weiße Person [33] genießt man Privilegien. Auch wenn man sich selbst als antirassistisch einschätzt und sich selbst aufklärt und weiterbildet, profitieren Weiße von rassistischen Strukturen in der Gesellschaft. Das mag jetzt erstmal schmerzhaft sein, aber wir können nicht über psychische Erkrankungen sprechen, ohne über Rassismus zu sprechen. Die meisten Behandelnden sind Weiß. Die meisten Selbsthilfebücher, medialen Darstellungen und Therapiegruppen sind Weiß. BIPOC [34] sind nicht ausreichend repräsentiert und erleben Diskriminierung auch in medizinischer Behandlung. Sie tendieren dazu, wesentlich seltener in therapeutische Behandlung zu gehen.

ERKENNTNIS NUMMER DREI: Weil wir in einer patriarchalischen Gesellschaft leben, leiden Cis-Männer unter der Stigmatisierung, dass »echte Männer nicht weinen«. Männer sterben im Schnitt sechs Jahre früher als Frauen und sterben häufiger durch Suizid, Alkohol, Unfälle oder Gewalt. Obwohl die einzigen Männer, die von dem Patriarchat profitieren, die sind, die in den Spitzenpositionen sitzen, jagen viele Männer diesem Status eines erfolgreichen, gutverdienenden Mannes nach. Es wird als normal wahrgenommen, danach zu streben, weil es so vorgelebt wird. Die Maßstäbe der Männlichkeit werden schon früh verinnerlicht und führen vor allem bei Heranwachsenden dazu, dass sie in Isolation, Angst, Selbsthass und Aggression fallen. Um diesen emotionalen Zustand auszugleichen, reagieren viele als Kompensationsmechanismus mit Gewalt. Dabei werden oftmals schwächere Opfer ausgewählt: Kinder, Homosexuelle, Frauen oder andere soziale Minderheiten. Michael Kaufman, ein kanadischer Soziologe, beschreibt dies als »Paradox der Männermacht«, denn die gleichen Mittel, die anscheinend zur erstrebten Männlichkeit führen, sind auch die Quelle enormer Angst, Isolation und Leiden. Machtvolles Handeln erfordert eine angstvolle Distanz zu anderen. Ute Scheub, Journalistin und Schriftstellerin, schreibt: »Das Patriarchat macht wütend, aggressiv, gewalttätig, unglücklich, krank und dick – Letzteres aufgrund von Frustessen. Dort aber, wo Frauen gestärkt werden, leben auch Männer besser« [35]. Depressionen werden bei Männern häufiger übersehen, wenn diese sich lethargisch anstatt aggressiv verhalten. Verhaltensauffälligkeiten werden seltener mit psychischen Erkrankungen verknüpft. Rund 90 % der Strafgefangenen sind männlich. Denn eine gestörte Impulskontrolle bei Borderliner*innen führt Frauen eher in die Psychiatrie und Männer ins Gefängnis. Zwar sind rund 70 % der Borderliner*innen weiblich, aber ob das daran liegt, dass diese sich häufiger Hilfe suchen, ist noch ungeklärt. Milder Erkrankte gehen vielleicht erst gar nicht in Behandlung.

Was bedeuten also Privileg und Diskriminierung für meine eigene Heilung? Wie hat mich das beeinflusst? Wie schon erwähnt ist es mir als Frau erlaubt, emotional zu sein. Ich darf meine Emotionen äußern, aber nur solange sich das im Verständnis der Normalität der Gesellschaft bewegt. Zu traurig darf ich also nicht sein, zu glücklich aber auch nicht. Für meine eigene Heilung war es sehr wichtig, dass ich lernte, Normalität zu hinterfragen und zu begreifen, dass gesellschaftliche Werte wandelbar sind. Es gehört wohl zum Erwachsenwerden dazu, sich selbst die Welt zu erklären und eine Identität zu entwickeln. Für viele Menschen bin ich zu laut oder zu direkt oder zu offenherzig. Manche Menschen finden, ich sage nicht genug oder meine Emotionen sind falsch. Trotz meiner erlaubten Emotionalität werde ich von Mediziner*innen hinsichtlich meiner Wahrnehmung oft nicht ernst genommen. Meine Rolle als Frau konzentriert sich häufig auf mein Aussehen oder meine Reproduktionsabsichten. Die Borderline-Störung kann sich durch externe oder interne Aggression äußern. Ich werde als behandelbarer eingeschätzt, weil sich meine Aggression gegen mich selbst richtet und nicht gegen Außenstehende. Meine psychische Erkrankung wurde schnell erkannt, ich hatte das Privileg, sehr früh meine erste Gesprächstherapie beginnen zu können. Durch diese Möglichkeit entwickelte sich mein Krankheitsverlauf wahrscheinlich milder. Ich brauche auf meinem Weg keinen weiteren weißen, heterosexuellen Cis-Mann, der mir erklären möchte, was ich zu fühlen habe oder wie ich mein Leben einordne. Meine Heilung besteht nicht nur darin, meine instabile Emotionsregulation zu stabilisieren, sondern auch, mich von gesellschaftlichen Zwängen abzugrenzen, sie zu hinterfragen und zu verstehen.

Psychisch Erkrankte entsprechen nicht der gesellschaftlichen Norm und deswegen fühlen Betroffene sich oft im Stich gelassen. Es gibt Symptome, die für andere unbequem sind (zum Beispiel Psychosen), weswegen sich Betroffene isolieren. Aber die Bequemlichkeit anderer ist nicht die Aufgabe der Betroffenen. Symptome, auch wenn sie seltsam sind, können erst einmal gelindert werden. Bevor die Ursache angegangen werden kann, braucht es also eine Umgebung, in der die Symptome zumindest gelindert sind. Du hast jedes Mal Angst, dass du den Wasserkocher angelassen hast? Nimm den Wasserkocher mit, wenn du das Haus verlässt. Und dann kümmerst du dich in der Therapie um die Gründe für deine Angst und die Zwänge. Solange es hilft und dir nicht schadet, ist es egal, ob es auf andere vielleicht komisch wirkt. Es mag vielleicht nicht der Norm entsprechen, aber nur weil es ungewöhnlich ist, ist es nicht automatisch schlecht.

Normalität ist sogar in der Wissenschaft und Philosophie ein höchst komplexes Thema. Wie will man der Normalität dann also gerecht werden? Auf Blumenwiesen sind alle Blumen unterschiedlich und die Anwesenheit von Schönheit anderer bedeutet nicht die Abwesenheit deiner eigenen. Die Farbe des Meeres und glitzerndes Konfetti in der Luft sind sich keinesfalls ähnlich, aber beides ist wunderschön.

Die Hauptaufgabe besteht darin, mit sich selbst sein zu können. Alleine sein bedeutet nicht einsam sein. Es gibt auch einen Unterschied zwischen Isolation und dem Aufzeigen der eigenen Grenzen. Auch Introvertiertheit und Extrovertiertheit bestehen auf einem Spektrum. Für introvertierte Menschen ist Zeit alleine sogar extrem wichtig, um die mentalen Batterien wieder aufzuladen. Zeit mit sich selbst ist intensiv und wichtig und bringt mit ein wenig Übung Ruhe in den Sturm der Gedanken. Man lernt die eigenen Bedürfnisse besser kennen und kann sie dann auch nach außen hin besser kommunizieren. Auch das ist natürlich leichter gesagt als getan und eine Sache der Übung. Ich habe mich selbst lange Zeit furchtbar lästig gefühlt und fand mich selbst ganz schrecklich. Aber die Einsamkeit weicht der Zufriedenheit, wenn wir uns dem Alleinsein aussetzen und es aushalten lernen. Ich dachte lange Zeit auch, dass ich eine extrovertierte Persönlichkeit bin, da ich ständige Bestätigung von außen brauchte. Die Bestätigung war eine Bewältigungsstrategie meiner Emotionen, denn nur durch die Bestätigung fühlte ich mich nicht so furchtbar nutzlos. Es war eine ungesunde Überkompensation meiner eigenen Unzufriedenheit. Allerdings verstehe ich inzwischen, dass ich mich in großen Gruppen nicht wohler fühle, da mich diese in emotionalen Stress versetzen. Ich genieße Zeit mit mir alleine und es geht mir gut, wenn ich unter Freund*innen bin. Es war ungemein wichtig, das zu verstehen. Ich brauche mittlerweile keine ständige Bestätigung durch andere Personen, denn diese gebe ich mir inzwischen selbst. Borderline-Erkrankte haben so große Angst vor dem Verlassenwerden, dass sie meist ungern alleine sind. Je intensiver sich Betroffene aber mit dem Alleinsein und den damit verbundenen Ängsten auseinandersetzen, desto leichter wird es irgendwann. Anfangs ist es unbequem und es ist hilfreich, sich konkrete Aufgaben zu vorzunehmen, mit der man die Zeit des Alleinseins füllen kann. Es hilft, die aufkommenden Gefühle aufzuschreiben und zu dokumentieren, damit man bestimmte Situationen mit bestimmten Stimmungen verknüpfen kann. Wenn Essen zum Beispiel ein großer Stressfaktor ist, sollte man sich fragen: Was kann ich tun, damit es angenehmer wird? Hilft es, das Essen vorher zu planen? Möchte ich schon am Tag zuvor kochen? Wie viel Zeit möchte ich für Essen aufwenden? Oder wenn das Schlafen abends schwerfällt: Woran liegt das? Rasen meine Gedanken abends? Hilft es, wenn ich die Gedanken vorher aufschreibe? Schlafe ich zu regelmäßigen Zeiten? Wie muss meine Schlafumgebung sein, damit ich mich wohl fühle?

Wenn wir alleine sind, sieht auch niemand, wenn wir hinfallen oder erst einmal an etwas scheitern. Das bedeutet aber auch, dass wir uns selbst in die Verantwortung nehmen müssen. Um diese Verantwortung ernst zu nehmen, müssen wir uns selbst mögen und es uns selbst wert sein. Quasi ein Kreislauf, nicht wahr? Und je leichter uns das eine fällt, desto leichter fällt uns auch das andere. Niemand kann uns diese Aufgabe abnehmen und keine äußerliche Bestätigung wird den inneren Wunsch nach Akzeptanz füllen. Denn jedes Vertrauen, das wir suchen, ist im Grunde Selbstvertrauen.

DINGE, DIE MAN ALLEINE TUN KANN:

- ein neues Hobby lernen (Stricken, ein Instrument)
- sich um Zimmerpflanzen/Balkon/Garten kümmern
- eine Geschichte schreiben
- ein neues Kuchenrezept ausprobieren
- etwas über Rassismus lernen

- Gedanken aufschreiben
- eine Schublade aussortieren
- etwas basteln oder bauen
- neue Musik entdecken/Playlists erstellen/ Konzerte online ansehen
- auf ein Konzert/ins Kino/in den Park gehen
- spazieren gehen
- im Zimmer tanzen
- das Patriarchat bekämpfen

Auf der Welt leben rund 7,8 Milliarden Menschen. Es ist also unmöglich, dass es einen bestimmten Zeitplan gibt, an den sich alle Menschen halten. In Deutschland leben rund 81 Millionen Menschen und auch die können sich nicht alle an einen vorgefertigten Lebensplan halten. Ich war oft sauer und enttäuscht von den Jahren meiner psychischen Erkrankung und der Zeit, die ich in Kliniken verbrachte und davon, dass ich wesentlich später zu studieren begann als mein Umfeld oder meine Mitschüler*innen. Dabei gibt es gar keinen Grund, sauer darauf zu sein. Ich habe keine Zeit verschwendet, sondern meine Zeit anders genutzt. Heilung ist keine Pause vom Leben oder geschieht abseits des Geschehens. Heilung ist das Geschehen an sich und ist ein ständiger Begleiter im Leben. Heilung geschieht jeden Tag und manchmal gibt es Zeiten, die intensiver sind und es ist okay, wenn wir uns selbst diese Zeit zugestehen. Wir kommen mit bestimmten Dingen auf die Welt, die wir uns gar nicht selbst ausgesucht haben. Wir wachsen auf und erlernen Dinge, die wir noch nicht filtern können. Irgendwann ist es unsere eigene Verantwortung, dass wir von den Dingen, für die wir nichts können, heilen. Wenn wir die Möglichkeit haben, Therapieangebote in Anspruch zu nehmen, dann sollten wir diese Chancen nutzen. In Deutschland haben wir ein solidarisches Gesundheitssystem, dass uns den Zugang zu psychotherapeutischer Behandlung ermöglicht. Die geschätzte Verbreitung von psychischen Erkrankungen in Deutschland unter den Erwachsenen (18–79 Jahre) liegt bei rund 28 %. Das bedeutet, dass rund 23 Millionen Menschen in Deutschland mit leichten bis schweren Symptomen psychischer Erkrankungen zu kämpfen haben. Wenn man all das zueinander in Beziehung setzt, merkt man schnell, dass die Einsamkeit der Erkrankung eine Lüge ist, die die Krankheit selbst erstellt. Wir können von den Erfahrungen anderer Menschen profitieren und uns Anhaltspunkte schaffen, die unseren eigenen Heilungsprozess mitbestimmen können. Deswegen gibt es auch keine Wundermittel und alle, die welche verkaufen wollen, lügen. Wir bewegen uns gemeinsam in eine bessere Zukunft, wenn wir die Art zu arbeiten, zu leben und zu wohnen überdenken und psychische Erkrankungen in den Diskurs einbeziehen.

Einsamkeit ist ein subjektives Gefühl, denn wir fühlen uns einsam, wenn wir das Gefühl haben, dass unsere Beziehungen nicht das sind, was wir uns eigentlich wünschen. Das kann bedeuten, dass jemand objektiv viele Freund*innen in seinem Umfeld hat, die Qualität der Beziehungen zu diesen aber nicht als befriedigend empfindet. Umgekehrt kann es auch sein, dass man sich Beziehungen wünscht, aber keine vorhanden sind. Im Zuge meiner Heilung haben mich viele Menschen begleitet, die später nicht mehr Teil meines Lebens waren, und ich habe festgestellt, dass die Stabilität, die ich in mir selbst finde, auch Menschen in mein Leben bringt, die Teil dieser Stabilität werden. Es gibt viele Möglichkeiten, die subjektive Einsamkeit zu lindern, aber wir müssen erkennen, ob unser Wunsch nach Beziehung eine realistische Abbildung der Möglichkeiten ist oder ob wir bewusst nach einem Bild streben, das nicht erfüllbar ist. Ganz gleich aus welchen Gründen die Einsamkeit existiert, gelindert kann sie nur werden, wenn wir lernen, mit uns selbst allein zu sein und im Zuge dessen lernen, was unsere Bedürfnisse und Ansprüche an uns selbst und unser Umfeld sind.

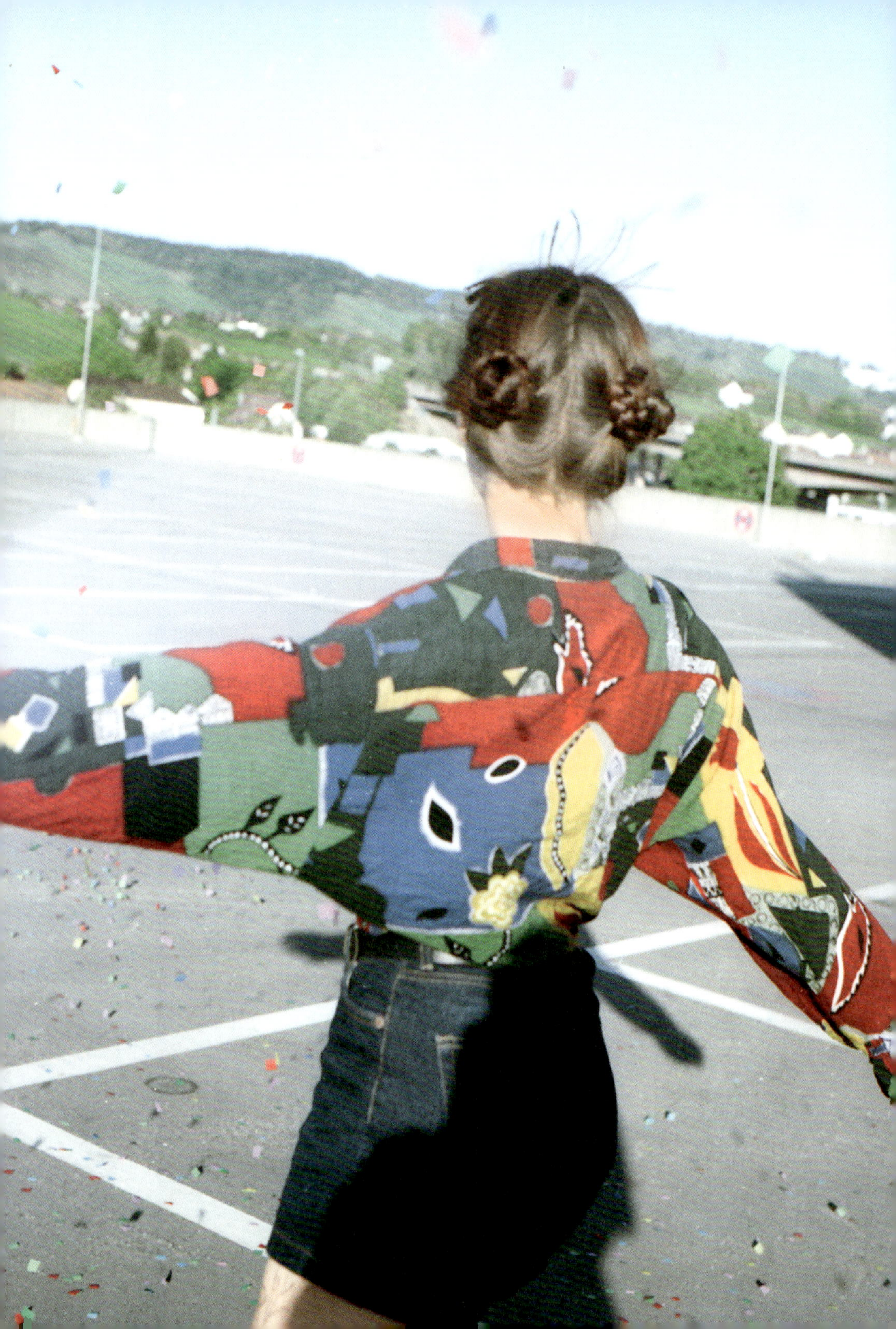

KAPITEL 9

Vom Geholfen-Werden und Hilfe-Annehmen

Warum jeder Mensch Hilfe verdient und warum auch du Hilfe annehmen darfst

Die Heilungschancen von Borderline-Patienten sind seit 1960 von ca. 25 % auf heute 85 % gestiegen [36]. Lange galt die emotional instabile Persönlichkeitsstörung als unheilbar. Langzeitstudien zeigen aber, dass ein Rückgang der Symptome bei 99 % der Untersuchten mindestens zwei Jahre andauerte. Eine völlige Erholung, die mindestens acht Jahre anhielt, erlebten 40 % der Patient*innen [37]. Das sind ganz gute Aussichten! Es gibt mehrere Möglichkeiten, die Erkrankung zu bewältigen. An erster Stelle steht: Du darfst Hilfe annehmen! Es gibt keinen Wettbewerb im Kranksein, Schmerz ist nicht vergleichbar und jede*r hat das Recht, sich behandeln zu lassen. Die richtige Hilfe zu bekommen kann manchmal schwer und der Weg mag beschwerlich sein, aber es lohnt sich in jedem Fall.

Ich habe oft gefühlt, dass ich nicht krank genug bin und dass es anderen schlechter geht. Obwohl es Ärzt*innen gab, die mein Schicksal als »hart« und meine Erkrankung als »schwerwiegend« bezeichneten, glaubte ich ihnen nicht. Die Deutsche Depressionshilfe hat in einer Studie aufgezeigt, dass die meisten Deutschen über Depressionen nicht richtig informiert sind. 20 % der Befragten hielten »sich zusammenreißen« für eine wirksame Maßnahme für Betroffene. Eine psychische Erkrankung wird von vielen als Charakterschwäche wahrgenommen und nicht als ernsthafte Krankheit eingeordnet. Und das, obwohl zwei Drittel der Befragten schon einmal Berührung mit dem Thema Depressionen hatten. Es gibt tiefverankerte Vorstellungen von psychischen Erkrankungen, die es Betroffenen schwermachen, sich nicht schuldig zu fühlen. Aber psychische Erkrankungen haben komplexe, vielschichtige Auslöser – die eigene Schuld ist dabei keiner. Es ist zwar schwer, sich davon zu lösen, aber es ist der erste Schritt, den Betroffene in Richtung Heilung machen können. Psychische Erkrankungen sind keine Charakterschwäche und sie können jede*n treffen.

NETZWERK VON BEHANDELNDEN: Es ist wichtig, sich als Betroffene ein stabiles Netzwerk von Behandelnden aufzubauen. Dazu zählen ein Hausärzt*in, Psychiater*in, Psychotherapeut*in und weitere Fachärzt*innen nach Bedarf. Es ist sinnvoll, die verschiedenen Bereiche von verschiedenen Personen betreuen zu lassen. Psychologische Psychotherapeut*innen dürfen keine Medikamente verschreiben und ein Psychiater*in macht nicht immer Blutabnahmen. Ich hatte fast zehn Jahre lang dieselbe Hausärztin, die mich nicht nur während meiner Essstörung begleitete, sondern auch danach. Ich habe ein sehr gutes Vertrauensverhältnis zu ihr und kann mich immer an sie wenden. Mir war es wichtig, eine einfühlsame Allgemeinmedizinerin zu haben, die auch psychosomatisch arbeitet. Meine Hausärztin ist spezialisiert auf Essstörungen, Therapeut*innen haben manchmal Listen mit Kontakten zu Ärzt*innen, die bestimmte Störungsbilder behandeln. Hausärzt*innen können auch die erste Anlaufstelle für weiterführende Behandlungen sein, deswegen lohnt es sich, jemanden zu finden, mit dem man gerne zusammenarbeiten möchte. Zwar können Hausärzt*innen Medikamente verschreiben, überlassen dies aber gerne Spezialist*innen – nämlich Psychiater*innen.

MEDIKAMENTE können bei bestimmten Erkrankungen hilfreich sein. Antidepressiva sind kein Wundermittel und ihre Wirkung wird auch bis heute eher kritisch betrachtet. Für meine Erkrankung habe ich eine Kombination aus Antidepressiva und Antipsychotika ausprobiert. Diese Kombination nehme ich seit vielen Jahren und sie haben mir geholfen, vor allem meine Stimmungsschwankungen zu stabilisieren. Ich nehme die Antipsychotika abends zum Schlafen und sie haben meinen Schlaf maßgeblich gebessert. Die Medikamente wirken auf mich beruhigend und helfen mir, abzuschalten. Das sind meine persönlichen Erfahrungen. Anfangs probierte ich andere Medikamente, die mir nicht halfen, die ich plötzlich absetzte (das sollte man nicht tun) und die meinen Zustand verschlechterten. Als ich dann von einem Psychiater betreut die verschiedenen Möglichkeiten und Dosierungen ausprobierte, fanden wir schließlich das passende Medikament und die passende Dosis für mich. Es gibt keine Anhaltspunkte dafür, ob ich die Medikamente bis an mein Lebensende einnehmen werde. Die Wirkung von Psychopharmaka ist noch nicht ausreichend erforscht und es gibt andere Stoffe (zum Beispiel Ketamin), die das Potenzial haben, psychische Erkrankungen zu lindern, die aber aufgrund ihres Status (Ketamin ist ein starkes Betäubungsmittel und wird auch als Partydroge genutzt), vielleicht auch wegen der Pharmalobby, (noch) nicht weiter erforscht und zugelassen werden. Mehrere Studien belegen, dass akute Suizidalität durch die Gabe von Ketamin gelindert werden können. Weitere Ergebnisse haben gezeigt, dass eine einmalige Gabe von Ketamin eine signifikante Besserung der Symptome für bis zu eine Woche brachte. Ganz egal, ob Betroffene entscheiden, Medikamente einzunehmen oder auf eine medikamentöse Therapie verzichten wollen: Beides hat seine Berechtigung und Betroffenen sollte die Möglichkeit gegeben werden, selbst zu entscheiden. In akuten Notfällen gibt es Medikamente, die schnelle Linderung verschaffen, allerdings sollten diese nur bei Bedarf und von einem Facharzt*in verabreicht werden. Bei meinen stationären Aufenthalten hatte ich die Möglichkeit, auf Bedarfsmedikamente (Benzodiazepine) zurückzugreifen, da diese aber abhängig machen können, bekam ich sie nur in Ausnahmefällen und nicht regelmäßig. Benzodiazepine haben ein hohes Abhängigkeitspotenzial und eine hohe Toleranzbildung, weswegen eine langfristige Einnahme im Normalfall nicht vorgesehen ist.

ANTIDEPRESSIVA wurden in den 1950er Jahren eingeführt und waren 2016 die am häufigsten verschriebene Gruppe von Psychopharmaka im ambulanten Bereich in Deutschland. Es gibt unterschiedliche Wirkungsgruppen bei Antidepressiva, neben stimmungsaufhellend können sie auch antriebsdämpfend oder angstlösend wirken. Metaanalysen zeigen, dass die Wirksamkeit bei Patient*innen große Unterschiede aufweisen. Die Wirksamkeit von Antidepressiva wird in der öffentlichen Wahrnehmung überschätzt, da Studien, die eine Wirkung über den Placeboeffekt hinaus belegen, öfter veröffentlicht werden, als Studien, die keine Wirkung belegen (auch Publication Bias* [38] genannt) [39]. Antidepressiva wirken nicht direkt bei erster Einnahme, sondern müssen eine gewisse Zeit lang kontinuierlich eingenommen werden, damit sie ihre Wirkung entfalten. Das kann bis zu mehrere Wochen dauern und mit Nebenwirkungen einhergehen. Bei leichtgradigen Depressionen wurde keine signifikante Wirkung festgestellt. Allerdings sprechen 50–70% der Patient*innen mit einer schweren Depression auf Antidepressiva an.

ANTIPSYCHOTIKA (auch Neuroleptika) sind antipsychotisch und sedierend wirkende Psychopharmaka. Sie werden bei Wahnvorstellungen und Halluzinationen eingesetzt, etwa bei bipolaren Depressionen oder Schizophrenie. Bei Unruhezuständen und Ängsten können sie als Beruhigungsmittel eingesetzt werden. Wie bei Antidepressiva ist auch bei Neuroleptika nicht vollständig erforscht, wie sie wirken. Beide wirken symptomatisch und können psychische Erkrankungen nicht heilen. Allerdings helfen Psychopharmaka, schwere Symptome zu lindern, um Betroffenen die Chance zu geben, ihre Krankheit einzusehen.

Die Borderline-Störung ist durch Medikamente allein nicht heilbar, spezielle Medikamente für Borderliner*innen gibt es nicht. Allerdings zeigten sich positive Entwicklungen im Therapieverlauf bei einer Kombination aus Antidepressiva und Antipsychotika. Eine medikamentöse Therapie ist niemals ausreichend, um eine psychische Erkrankung zu behandeln. Sie sollte immer mit einer Gesprächstherapie kombiniert werden. Außerdem muss eine gute und engmaschige Betreuung sichergestellt sein, da Psychopharmaka Nebenwirkungen haben und konsequent regelmäßig eingenommen werden müssen.

SELBSTHILFEGRUPPEN: Eine weitere Möglichkeit, Hilfe anzunehmen, können Selbsthilfegruppen und Selbsthilfeliteratur sein. Selbsthilfegruppen gibt es im ganzen Land. Es sind selbstorganisierte Treffen mit Menschen, die das gleiche Problem haben. Laut Schätzungen gibt es in Deutschland rund 100.000 Selbsthilfegruppen. In Selbsthilfegruppen können sich Betroffene austauschen, gegenseitig motivieren oder Hilfestellungen geben. Die meisten Selbsthilfegruppen werden ehrenamtlich organisiert. In jeder Großstadt und jedem Landkreis gibt es Selbsthilfekontaktstellen. Diese können bei Bedarf vermitteln. Es gibt auch viele Internetforen, in denen sich Betroffene austauschen, allerdings ist umstritten, ob das unter den Begriff »Selbsthilfe« fällt. Inzwischen wird viel Aufklärungsarbeit auch in sozialen Netzwerken wie zum Beispiel Instagram geleistet. Es kann eine Chance sein, sich mit anderen Betroffenen zu vernetzen, allerdings sind die sozialen Medien auch ein Risikofaktor für das Wohlbefinden. Der ständige Vergleich mit anderen und die geschönte Darstellung von Körper und Alltag in den sozialen Medien kann vor allem Jugendliche krank machen. Wichtig ist, das eigene Konsumverhalten von Medien zu beobachten und zu hinterfragen. Es hilft, sich auch im Internet ein unterstützendes Umfeld aufzubauen. Das kann bedeuten, keinen Menschen zu folgen, die einem ein schlechtes Gefühl vermitteln (»Wäre ich doch auch nur so«) oder Inhalte zu finden, die informieren, ohne den Zeigefinger zu erheben.

EIN STABILES, SOZIALES UMFELD hilft, durch Krisen zu kommen, und hält auf Dauer gesund. Denn chronische Einsamkeit kann krank machen und steht in Zusammenhang mit Herz-Kreislauf-Erkrankungen, Depressionen und Schlafstörungen. Für viele Borderliner*innen ist es schwer, stabile Beziehungen zu führen, da das Beziehungsverhalten von zwar intensiven, aber unbeständigen Kontakten geprägt ist. Durch das unbeständige Selbstbild ist das Verhalten wechselhaft und auch der Partner*in wird häufig idealisiert und abgewertet. Betroffene befinden sich meist in einem Strudel von Ab- und Aufwertung. Meist geschieht dieses Auf und Ab schnell und häufig, es gibt kaum längere Zustände von einer der beiden Wertungen. Die Unbeständigkeit ist für das Umfeld oft schwer auszuhalten und führt zu Konflikten. Betroffene müssen lernen, wie man stabile Beziehungen führt, und ihren eigenen Selbstwert erkennen, um toxische Beziehungen zu vermeiden. Durch ihr instabiles Selbstbild neigen Borderliner*innen dazu, ungesunde Beziehungen einzugehen. Durch ihre emotionale Instabilität sind sie anfällig für zum Beispiel narzisstische Persönlichkeiten, die diese Instabilität für ihre eigenen Empfindungen nutzen. Nicht selten haben Betroffene in ihrer Kindheit Missbrauchserfahrungen gemacht und ein gestörtes Bild von Zuneigung entwickelt. Es kann helfen, mit Behandelnden diese Erfahrungen aufzuarbeiten, um nicht konstant in alte Beziehungsmuster zu fallen, und neue Beziehungsstrategien zu erlernen.

ABWEHRMECHANISMUS: Borderliner*innen neigen zu dem Abwehrmechanismus der projektiven Identifizierung, die zu Problemen in zwischenmenschlichen Beziehungen führen kann. Projektive Identifizierung ist die Kombination von interpersonellen und innerpsychischen Vorgängen. Diese Kombination bewirkt, dass das Gegenüber beeinflusst wird, etwas zu tun, was bestimmte Erwartungen erfüllt. Dies geschieht unbewusst. Subjektiv negative Anteile werden abgespalten und auf das Gegenüber projiziert. Wenn das Gegenüber sich mit diesen projizierten Teilen identifizieren kann und sich so verhält, wie es erwartet wurde, werden innere Konflikte in der Außenwelt sichtbar, die Betroffene inszenieren, um das innerpsychische Gleichgewicht zu halten. Das führt zu Konflikten in Beziehungen. Aufgrund dieses Mechanismus fällt es leichter, zu verstehen, warum der Umgang mit Betroffenen schwierig sein kann und warum sich Angehörige schwer abgrenzen können.

Diese komplexe Beschreibung erkläre ich an einem Beispiel. In meinem Leben habe ich Beziehungen geführt, die geprägt waren von einer ungesunden, wechselnden Idealisierung und Abwertung meines Gegenübers. Ich fühlte mich so verloren mit mir selbst, dass ich mein Gegenüber ständig drängte, mir Bestätigung zu geben. Es gab Situationen, in denen ich Dinge sagte, die eine bestimmte Reaktion hervorriefen. Allerdings war mir diese Reaktion vorher bewusst und ich zielte darauf ab, diese zu provozieren, um dann sagen zu können, dass ich es ja eh schon wusste. Ich versuchte, mich selbst zu schützen, indem ich anderen vorwegnahm, dass sie mich sowieso nicht mochten und mich alleinlassen würden. Selbst wenn mir das Gegenteil versichert wurde, war ich so überzeugt davon, dass die Instabilität, die in mir selbst herrschte, auch auf andere zutraf. Meine Therapeutin erklärte mir einmal, dass ich soziale Situationen vorhersehen kann. Das bedeutet, dass ich sehr schnell Stimmungen in Gruppen erfassen kann und bestimmte Interaktionsmuster (unbewusst) so konkret verinnerlicht habe, dass ich meistens schon früher erkenne, wie sich ein Gespräch entwickeln wird. Das hat natürlich nichts mit Hellsehen zu tun und ist auch nicht immer von Vorteil. Aber es hilft zu verstehen, dass ich manchmal voreilige Rückschlüsse über Situationen ziehe, die vielleicht gar nicht so eintreffen. Heute frage ich mich immer: Wie möchte ich mich mit einer anderen Person fühlen? Was erwarte ich in der Beziehung zu dieser Person? Denn eine gesunde Beziehung entsteht durch ein gesundes Selbstbild und die Wahrnehmung der Bedürfnisse aller Beteiligten.

Es ist wichtig, diesen Prozess zu verstehen, denn Projektionen entstehen meist unbewusst. Allerdings ist es auch wichtig, sich damit auseinanderzusetzen und das eigene Verhalten zu reflektieren. Ich weiß, dass es sich anfühlen kann, als sei es unmöglich, je etwas anderes zu fühlen, und wie abhängig man sich von einer Person fühlen kann, aber man muss Verantwortung für sich selbst und das eigene Verhalten übernehmen. Du kannst nichts dafür, dass deine Emotionsregulation gestört ist, aber du kannst lernen, deine Emotionen gesund und ohne andere Personen zu benutzen, zu regulieren. Andere Personen können nur bis zu einem gewissen Punkt da sein und helfen, die hauptsächliche Arbeit müssen die Betroffenen selbst leisten. Das beinhaltet schmerzliche Erkenntnisse, das Einsehen des eigenen Fehlverhaltens und die Feststellung, dass die bisherigen Bewältigungsmechanismen nicht hilfreich waren. Es gibt viele Menschen, denen der Umgang mit psychischen Erkrankten zu viel ist, die falsche Sachen sagen oder sich nicht zu helfen wissen. All das hat aber mit ihnen selbst zu tun und nicht mit den Betroffenen. Es ist okay, wenn Menschen sich dagegen entscheiden, Teil der Heilung zu sein. Denn es gibt auch Menschen, die bleiben und helfen wollen. Durch offene und ehrliche Kommunikation ist es möglich, auch eine schwere psychiatrische Erkrankung wie die Borderline-Störung zu meistern. Du hast es verdient, dich mit Menschen zu umgeben, die auch bei dir sein wollen und dich schätzen.

Es ist nicht okay, eine psychische Erkrankung für jedes Fehlverhalten oder falsche Wort verantwortlich zu machen. Es ist auch nicht okay, vom Umfeld zu erwarten, dass es einen rettet oder die Probleme löst. Aggressives Verhalten oder Gewalt sind natürlich auch absolut nicht in Ordnung. Ich weiß, wie es sich anfühlt, in Selbstmitleid zu versinken, und wie wohl man sich in diesem fühlen kann, aber niemand nimmt dir die Verantwortung für dein eigenes Leben ab, egal wie sehr du das möchtest. Als ich einmal wieder weinend bei meiner Therapeutin im Behandlungszimmer saß – ich war schon lange Zeit suizidal und unglücklich –, fragte sie mich, wie jede Woche, ob ich mich umbringen möchte. Ich konnte die Frage nicht beantworten, weil ich es selbst nicht wusste. Sie schaute mir in die Augen und sagte mir klar und deutlich, dass mich niemand, absolut niemand, nicht einmal sie, davon abhalten könnte, dass ich mein Leben beende. Mich hat das eindrücklich schockiert, weil ich diese Härte nicht erwartet hatte, aber ihre Worte waren genau das, was mir endlich den Denkanstoß gab, den ich brauchte. Zu der Zeit hangelte ich mich von

Stunde zu Stunde und von Woche zu Woche und meine Therapeutin war die einzige Konstante in meinem chaotischen Leben. Als sie, mein Dreh- und Wendepunkt, mir sagte, dass nicht einmal sie meinen möglichen Suizid verhindern könnte, holte mich das in die Realität zurück. Ich verstand endlich, dass es niemanden gab, der mich retten, der mir die Wärme geben konnte, die ich so sehnsüchtig wollte. Das alles konnte nur ich selbst mir geben.

Ich habe gelernt, Beziehungen zu führen, und das verdanke ich nicht nur meinen Therapeutinnen, sondern auch meinen Freundinnen, die im wildesten Sturm felsenfest in meiner Nähe standen. Sogar, als ich ihnen vorwarf, dass ich alleine auf diesem Planeten sei und sie mich verabscheuen müssten, nahmen sie meine Hand und blieben. Dieser Akt des Bleibens hat für mich als Betroffene den Grundstein dafür gelegt, dass ich lernen konnte, Vertrauen zu fassen. Zwar hatte ich auch schwierige Erfahrungen mit Freundschaften und Behandelnden, aber die positiven Erfahrungen überwiegen und ich war mutig genug, die Hilfe anzunehmen, die ich bekam. Inzwischen fallen mir Beziehungen nicht mehr schwer, sondern sind für mich so sonderbar, wie für alle anderen Menschen auf der Welt. Zwischenmenschliche Beziehungen, egal zu welchen Menschen, sind eine komplexe Angelegenheit, die wir alle lernen müssen. Aber was ich sagen kann ist: Es gibt Menschen, die bleiben. Diese Menschen bleiben, weil sie das wollen, und nicht, weil sie es müssen. Die Angst vor dem Verlassenwerden lässt man wohl nie ganz hinter sich, denn auch nach zehn Jahren Freundschaft bin ich manchmal misstrauisch und überzeugt davon, dass ich eigentlich gar nicht geliebt werde. Aber ich weiß ja inzwischen, dass das eine Lüge ist, die meine Erkrankung mir vorspielen möchte.

Anfangs fiel es mir wahnsinnig schwer, Hilfe anzunehmen, denn das bedeutete gleichzeitig, dass ich mir eingestehen musste, dass ich Hilfe brauchte. Das war erstmal kein gutes Gefühl. Außerdem fühlte ich mich, als verdiene ich Hilfe nicht, da es mir nicht schlecht genug ging und es andere Menschen noch schlechter hatten. Ich dachte, wie 20 % der Deutschen, dass ich mich einfach nur mal zusammenreißen müsse. Vielleicht mal ein bisschen raus in die Sonne gehen und Schokolade essen. Aber das half alles nichts und irgendwann war Hilfe-von-außen-Annehmen der letzte Strohhalm, nach dem ich griff. Vor Ärzt*innen versuchte ich immer, meine Gefühle und mein Verhalten schönzureden. Vielleicht war ich leichter zu durchschauen, als ich dachte, oder ich hatte höchst kompetente Therapeutinnen. Denn diese blickten ziemlich schnell hinter meine Fassade und konnten mir helfen. Aber es war sicherlich lange Zeit sehr frustrierend, eine bockige Jugendliche zu behandeln, die absolut überhaupt gar nicht einsichtig war. Ich war früher sehr misstrauisch und nachdem ich schlechte Erfahrungen gemacht hatte, fiel es mir schwer, Vertrauen zu Erwachsenen zu fassen. Es ist für eine gute Behandlung aber enorm wichtig, die (metaphorischen) Hüllen fallen zu lassen und so ehrlich wie möglich zu sein. Das bedeutet meist dann eben auch, dass man ehrlich zu sich selbst sein muss. Für mich hieß das, zuzugeben, dass es mir nicht so gut ging, wie ich es mir einredete, und zu erkennen, dass mein Verhalten definitiv krankhaft und ungesund war. Aber es ist okay, wenn es schwerfällt, die eigenen Gedanken einzuordnen. Es hilft, mit Freund*innen darüber zu sprechen, und es ist okay, Hilfe und Unterstützung anzunehmen. Es wird immer Menschen geben, die dir helfen können und wollen.

Selbsthilfe bedeutet, Dinge auszuprobieren, die helfen können, die einem aber niemand abnehmen kann. Hilfe von außen kann nämlich nur bis zu einem bestimmten Punkt helfen. Ratgeber und Fachliteratur können dabei helfen, sich selbst und seine Erkrankung besser zu verstehen. Wenn mir gesagt wird, dass regelmäßiger Sport bei depressiven Verstimmungen helfen kann, dann muss ich das selbst ausprobieren, um zu erkennen, ob es auch mir hilft oder eben nicht. Wir sind für manche Dinge empfänglicher als für andere. Entspannungsübungen oder Skills [40] helfen nicht jedem*r gleich gut. Es gibt ganz viele Tipps und Tricks, die nicht nur Behandelnde, sondern auch andere Betroffene geben können. Es steht in der eigenen Verantwortung, was wir davon ausprobieren wollen. Dieses Ausprobieren und Die-Sache-Angehen sendet zudem ein Signal an das Umfeld, dass man die Initiative ergreift und am eigenen Heilungsprozess interessiert ist. Das macht es für Außenstehende leichter, Betroffene in ihrer Erkrankung zu unterstützen. Es kostet auch Angehörige Kraft, eine Borderliner*in zu unterstützen, deswegen ist es wichtig, Krankheitseinsicht zu zeigen. Es tut der Beziehung gut, wenn man sich für Zeit und Zuneigung bedankt, statt sich für alles zu entschuldigen und sich selbst als Last darzustellen. Das wendet die Opferrolle nämlich in eine Position von Verantwortung und hilft dem Gegenüber, sich gesehen zu fühlen. Kommunikation ist immer der beste Weg, denn: Nur wer spricht, dem kann geholfen werden.

Ein oft zitiertes Sprichwort lautet: »Einsicht ist der erste Weg zur Besserung.« Für Borderliner*innen bedeutet das: Erkennen, dass das eigene Verhalten nicht immer angebracht ist und dass der Weg zur Heilung durch die schmerzvolle Einsicht führt: Dass es bessere und gesündere Wege gibt, die eigenen Emotionen zu regulieren, als die Verhaltensweisen, die man bisher an den Tag gelegt hat.

Zusammenfassend kann ich sagen, dass es wichtig ist, Gefühle zuzulassen. Wenn man Emotionen früher nie ausgesprochen hat, ist es schwer, dies nachträglich zu erlernen. Aber es ist der wichtigste Schritt dafür, anderen mitteilen zu können, was im Kopf passiert. Kommunikation ist ein wichtiges Mittel auf dem Weg der Heilung. Borderliner*innen müssen manchmal erst wieder lernen, was es bedeutet, Vertrauen zu fassen und die Welt nicht mehr als konstante Gefahrensituation zu erleben. Eine gute Beziehung zu einem Therapeut*in kann hierbei schon der erste Schritt sein. Denn in der Therapie lernen Betroffene genau diese Fähigkeiten, die dann dabei helfen, sich für schöne Erfahrungen mit anderen Menschen öffnen zu können. Wie schön es ist, wenn wir uns in den Arm nehmen können und ganz ehrlich sagen: »Jetzt gerade mit dir hier, geht's mir richtig gut.« Genau dafür lohnt es sich, Hilfe anzunehmen.

How to: eine kleine Anleitung für die ersten Schritte

- Schritt 1: Was ist eigentlich los mit mir?
- Schritt 2: Ich denke, es geht mir eigentlich nicht so gut.
- Schritt 3: Wie kann es mir wieder besser gehen?
- Schritt 4: Wo finde ich Hilfe?
- Schritt 5: Wie kann ich die Hilfe, die ich bekomme, effektiv nutzen?
- Schritt 6: Was bringt mich weiter, woran möchte ich arbeiten?
- Schritt 7: Wow, echt krass wie viel ich schon geschafft habe!
- Schritt 8: Weitermachen.

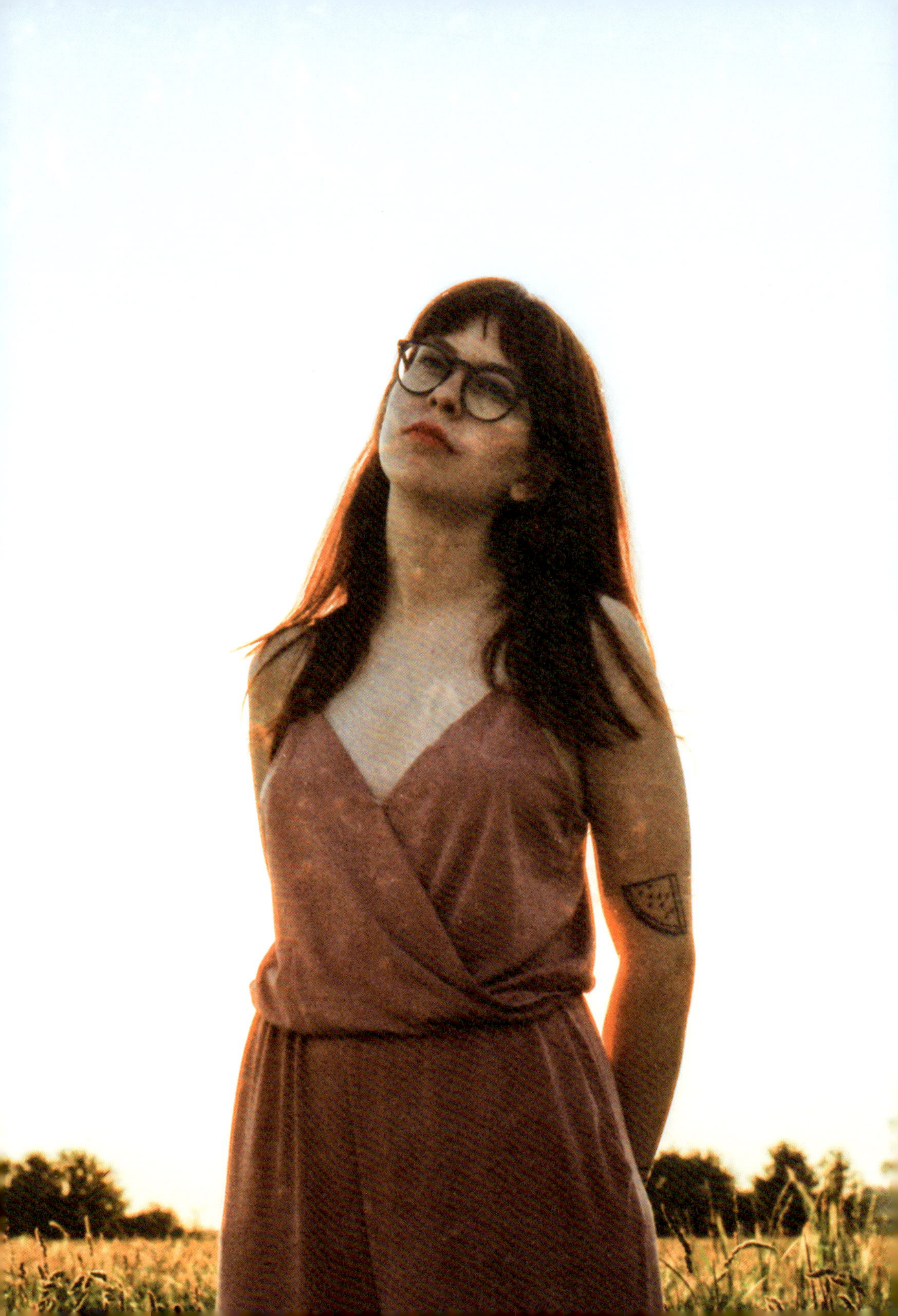

KAPITEL 10

Vom Helfen und Dasein

Wie man Betroffene wirklich unterstützen kann

Es kann beängstigend sein, wenn eine nahestehende Person psychisch erkrankt. Viele fühlen sich hilflos und nicht genug aufgeklärt. Dieses Kapitel richtet sich explizit an Nicht-Betroffene, Angehörige und Menschen, die wissen wollen, wie man psychisch Erkrankte gut und nachhaltig unterstützen kann. Der Umgang mit Betroffenen kann sich wie ein Drahtseilakt anfühlen und im schlechtesten Fall entsteht eine Co-Abhängigkeit. Diese bedeutet, dass das eigene Leben und die eigenen Bedürfnisse vernachlässigt werden, um den Erkrankte*n glücklich zu machen. Das ist kontraproduktiv für alle Beteiligten und hilft Betroffenen und Angehörigen nicht weiter. Beziehungen zu Menschen mit einer emotional instabilen Persönlichkeitsstörung können aufregend und intensiv sein. Nicht-Betroffene sind oft fasziniert von der Intensität und der komplexen Persönlichkeit von Betroffenen. Die meisten Borderliner*innen können andere Menschen durch ihre Art begeistern und in ihren Bann ziehen. Denn es stimmt auch: Borderliner*innen sind schillernde, kreative Persönlichkeiten, die Emotionen wesentlich intensiver wahrnehmen als die meisten Menschen. Davon kann man in einer Beziehung profitieren und es eröffnet andere Blickwinkel auf die Welt und das Leben. Borderliner*innen sind einfühlsame, emphatische Persönlichkeiten, die, wenn sie lieben, mit ganzem Herzen lieben.

Möglicherweise fällt die Erkrankung Angehörigen nicht sofort auf. Meist werden Außenstehende wie beispielsweise Lehrer*innen auf das Verhalten aufmerksam, vor allem, wenn die betroffene Person Schwierigkeiten hat, sich sozial zu integrieren. Familienmitglieder oder Eltern können von den Symptomen einer Borderline-Erkrankung wie gelähmt sein und wenn ein Kind sich selbst verletzt oder süchtig nach Substanzen wird, fragen sich viele Eltern, was sie falsch gemacht haben. Psychische Erkrankungen sind keine freiwillige Entscheidung oder böse Absicht. Es sind Krankheiten, die komplexe Ursprünge haben. Die Frage der Schuld steht dabei manchmal im Raum, allerdings ist diese unerheblich, denn Schuld hat erstmal niemand. Menschen können aus verschiedenen Gründen erkranken, es muss nicht immer mit der eigenen Familie zusammenhängen. Auch Menschen aus stabilen Familienverhältnissen und mit einer glücklichen Kindheit können psychisch erkranken.

Am wichtigsten ist es, zu verstehen, dass du nicht alleine bist mit deinen Gefühlen und Gedanken. Als Angehörige*r einer psychisch erkrankten Person kann man sich schnell einsam fühlen. Eine psychische Erkrankung ist aber eben genau das: eine Krankheit. Betroffene verhalten sich meistens nicht absichtlich so, dass sie ihr Umfeld verletzten. Betroffene leiden selbst sehr unter ihrer Erkrankung und es hilft nicht, bei irgendwem die Schuld zu suchen. Die emotional instabile Persönlichkeitsstörung ist eine der häufigsten psychiatrisch diagnostizierten Persönlichkeitsstörungen, Betroffene sind keine Einzelfälle. Es gibt Selbsthilfegruppen für Angehörige von psychisch Erkrankten, auch speziell für die Borderline-Störung. Es kann schon helfen und beruhigend sein, zu wissen, dass man nicht alleine ist und dass es andere gibt, die Ähnliches erleben.

Wohin kann ich mich wenden? Es besteht die Möglichkeit, sich an eine Beratungsstelle zu wenden. Helfen können auch Ärzt*innen oder Psycholog*innen. Im Internet findet sich viel Input zum Thema Borderline, aber das meiste davon ist ziemlich entmutigend. Wichtig ist, sich auf viele Wege zu informieren und sich von Internetberichten nicht abschrecken zu lassen. Am wichtigsten ist, sich über die Erkrankung zu informieren und mit Betroffenen zu sprechen, denn diese wissen am besten, wie es ihnen mit der Erkrankung geht.

Du bist kein Spielball. Es ist schmerzhaft zu erkennen, dass Betroffene sich letztlich nur selbst heilen können. Egal, was du tust und machst, die Heilung muss vom Betroffenen selbst ausgehen, denn sie kommt von innen. Du kannst unterstützen und begleiten, aber du kannst nicht heilen. Jede*r ist für sich selbst verantwortlich und das bedeutet auch, dass du die Verantwortung nicht übernehmen kannst und musst. Auch wenn du annimmst, dass du doch bloß genug lieben musst, damit die betroffene Person endlich aufhört, sich selbst zu verletzen – du bist nicht verantwortlich. Es ist unglaublich schmerzhaft zu sehen, wie sich eine geliebte Person selbst verletzt, aber die Betroffenen tun dies nicht, um dir wehzutun. Betroffene leiden selbst unter ihrer Krankheit und wollen ihren Angehörigen keine Last sein. Die eigenen Grenzen sind mit das Wichtigste in der Beziehung zu einer erkrankten Person. Du kannst nicht helfen, wenn du selbst krank wirst. Zwischen der Toleranz und dem Durchgehenlassen jeden Verhaltens der Betroffenen gibt es eine feine Linie. Die Krankheit sollte von allen Beteiligten anerkannt werden und es sollten Regeln für das Zusammenleben aufgestellt werden. Zum Beispiel könnte ein Codewort eingeführt werden, wenn sich eine Person zurückziehen möchte und eine Pause braucht. Angehörige sollten immer nur so viel geben, dass es ihnen selbst damit noch gut geht und sie ihren eigenen Raum behalten. Es ist okay, sich Unterstützung zu holen, wenn das Zusammenleben nicht funktioniert.

Wenn Symptome der Erkrankung besonders schwer wiegen, kann es helfen, wenn man Betroffenen Aufgaben wie zum Beispiel Wäschewaschen oder Geschirrspülen abnimmt. Manchmal haben Betroffene nicht die Kraft, sich regelmäßig zu melden, da kann es helfen, auch mal an der Tür zu klingeln und nach dem Rechten zu sehen. Wenn die grundliegenden Dinge zu anstrengend sind, dann brauchen Erkrankte Hilfe beim Kochen oder Lüften der Wohnung. Das alles kann sie entlasten, allerdings sollte es keine Dauerlösung sein. Wichtig ist, den Betroffenen zu vermitteln, dass gemeinsam nach einer dauerhaften Lösung gesucht werden muss. Da es sehr anstrengend sein kann, Ärzt*innen durchzutelefonieren, kann es sehr entlasten, wenn Angehörige diese Aufgabe übernehmen. Manchmal kann man Erkrankte auch zu einem Arzttermin begleiten oder ihnen zur Seite stehen, wenn sie eine Beratungsstelle aufsuchen. Alles sollte sich im Rahmen der Möglichkeiten bewegen. Als es mir mal besonders schlecht ging, ist eine Freundin für einige Zeit bei mir eingezogen. Das geht natürlich nur, wenn die Ressourcen vorhanden sind. Nichts sollte gegen den Willen der Betroffenen passieren (außer im Falle von akuten Suizidgedanken) und man sollte sie stets fragen, womit oder wobei man ihnen am meisten helfen kann. Man sollte Betroffenen auch nicht das Blaue vom Himmel erzählen. Ehrlichkeit wiegt schwerer als das Schönreden der Umstände. Betroffene müssen nicht in Watte gepackt werden, stattdessen ist es manchmal sogar hilfreich, sie mit ernsten Gesprächen auf den Boden der Tatsachen zurückzuholen.

Was tun, wenn eine Person suizidale Äußerungen tut?

Egal, ob eine dir unbekannte Person oder eine dir nahestehende Person – Suizidalität muss immer ernst genommen werden. Es ist ein Vorurteil, dass suizidale Menschen nicht über ihre Suizidabsichten sprechen. Manche wirken plötzlich ganz ruhig, wenn sie den Entschluss gefasst haben, sich zu suizidieren. Das kann als Zeichen der Besserung fehlgedeutet werden. Andere verschenken ihre Sachen, ordnen ihre Angelegenheiten und verabschieden sich von ihrem Umfeld. All diese Anzeichen sollten ernst genommen werden.

WIE DU HELFEN KANNST:

- Wiederhole, was dein Gegenüber ausspricht, und versichere dich seiner Aussagen.
- Sei präsent und habe keine Berührungsängste.
- Erkläre deinem Gegenüber, dass du die Aussagen ernst nimmst und du die Person damit nicht alleinlassen kannst.
- Lasse eine suizidale Person nicht alleine.
- Erkläre deinem Gegenüber, dass du es in die Klinik/Notaufnahme begleitest oder organisierst, dass die Person dorthin gebracht wird.
- Erkläre, dass du sonst die Polizei/Feuerwehr einschalten musst, da du die Verantwortung nicht tragen kannst und musst (scheue dich nicht, den Notruf zu wählen – sie können dir helfen).
- Verständige den Notruf, wenn die Person nicht kooperiert.

Es gibt Spezialisten, die in solchen Situationen helfen können. Habe keine Angst, der Person zu nahe zu treten – es handelt sich um eine lebensbedrohliche Situation. Natürlich kann es passieren, dass der Betroffene verärgert ist, aber es handelt sich, wie gesagt, um eine lebensbedrohliche Situation. Diese erfordert Einschreiten und Zivilcourage. Suizidalität ist behandelbar, akute Suizidabsichten können vorbeigehen. Das Wichtigste ist: Ansprechen. Das Ansprechen provoziert keinen Suizid, meistens sind die Erkrankten erleichtert, dass jemand das Thema anspricht und mit ihnen redet.

Für den Umgang mit psychisch Erkrankten gibt es kein Patentrezept. Aber Empathie und einfühlsames Handeln helfen Betroffenen in jedem Fall. Übrigens hilft es vielen auch, wenn man einfach nur zuhört, ohne eine Antwort zu geben. Denn wie oft möchten wir eigentlich nur gehört werden, statt gut gemeinte Ratschläge zu bekommen? Am besten fragt man sein Gegenüber, was es sich gerade wünscht: ein offenes Ohr oder eine persönliche Einschätzung. Es erleichtert Gespräche und beugt Missverständnissen vor. Außerdem ist es wichtig, dass manche Gefühle und Eindrücke einfach mal nur da sein dürfen – ohne kommentiert oder bewertet zu werden.

Eine psychische Erkrankung entschuldigt kein Fehlverhalten. Es ist wichtig, dass Betroffene Verantwortung für ihr Handeln übernehmen und es reflektieren. Eine psychische Erkrankung ist keine Entschuldigung für Dinge, die schiefgelaufen sind. Solche Situationen müssen offen und ehrlich kommuniziert werden. So können Betroffene und Angehörige eine gute Basis legen, auf der die Krankheit anerkannt, falsches Verhalten aber nicht toleriert wird. Menschen mit einer emotional instabilen Persönlichkeitsstörung können Schwierigkeiten haben, ihre Gefühle zu kontrollieren. Manchmal hilft es schon, der Person etwas Zeit zu geben, sich von den extremen Gefühlen zu erholen, statt zu versuchen, jeden Impuls direkt aufzufangen. Diese Zeit kann man beispielsweise geben, indem man in einem Gespräch zwischendurch den Raum verlässt, wenn die Emotionen hochkochen. Wichtig ist es dabei, Betroffenen ehrlich zu kommunizieren, was gerade passiert und wie man die Situation selbst wahrnimmt. Gleichzeitig darf man psychisch Erkrankte aber auch nicht übermäßig schonen. Wenn einen das Verhalten des anderen kränkt oder verletzt, ist es das gute Recht, dies auch zu kommunizieren. Als Angehörige darf man auch mal wütend und verärgert sein. Borderliner*innen brauchen konstante Rückmeldung über die Dinge, die geschehen, denn manche sind so von Dissoziationen eingenommen, dass sie Schwierigkeiten haben, die Realität wahrzunehmen. Wenn man dem eigenen Ärger Luft macht, sollte man aber immer auch rücksichtsvoll miteinander umgehen. Betroffenen zu versichern, dass man da ist und auch bleibt, kann sehr beruhigend und entlastend wirken. Die chronische Angst vor dem Verlassenwerden führt zu widersprüchlichem Verhalten und kann auch Angehörige auslaugen. Auch hier ist Kommunikation wieder ungemein wichtig – wie eigentlich in jeder zwischenmenschlichen Beziehung. Je besser man die Erkrankung versteht, desto besser kann man das Verhalten der Betroffenen verstehen. Es gibt Literatur für Angehörige und auch im Internet tauschen sich Menschen über ihre Erfahrungen aus. Beratungsstellen können Angehörigen genauso weiterhelfen wie Betroffenen und sie gegebenenfalls weitervermitteln.

Ich möchte hier ausdrücklich betonen: **Borderliner*innen sind nicht beziehungsunfähig.** Es ist möglich, eine gute und gesunde Beziehung zu einer erkrankten Person zu führen. Es ist wie in dem Zitat von Sophie Manleitner: »Jemanden zu lieben, der Depressionen hat, ist wie London. Es ist die tollste Stadt der Welt, aber es regnet jeden Tag.« Es lässt sich darüber streiten, ob London die tollste Stadt der Welt ist (ich finde schon), aber es stimmt, dass Menschen ganz wundervoll sein können, auch wenn es mal eine Zeit lang Unwetter gibt. Manchmal verschwindet der Glanz hinter Regenschauern, aber es lohnt sich, den Regenschirm aufzuspannen und gemeinsam durch den Regen zu gehen. Denn irgendwann geht die Sonne wieder auf.

Ich hatte in meinem Leben intensive, kurze Beziehungserfahrungen, aber ich habe auch langfristige Beziehungen geführt. Mein Freundeskreis ist seit Jahren eine Konstante und deswegen nehme ich mich als lebendigen Beweis dafür, dass auch Borderliner*innen nicht nur in der Theorie in der Lage sind, Beziehungen zu führen.

Psychische Erkrankungen sind in der Gesellschaft stigmatisiert und es kann schwerfallen, darüber zu sprechen. Allerdings hilft es, mit dem Umfeld zu sprechen. Es kann Betroffenen sogar helfen, wenn sie die Gespräche nicht selbst führen müssen. Beispielsweise, wenn es um stationäre Aufenthalte geht, bei denen Betroffene längere Zeit nicht zu Hause sind, und das Umfeld nicht weiß, wo die betroffene Person so lange bleibt. Angehörige sollten sich auch dann an eine Vertrauensperson wenden, wenn die Belastung zu groß wird. Die Grenzen der Betroffenen sollten nicht überschritten werden, aber es ist auch niemandem geholfen, wenn aus der Erkrankung ein großes Geheimnis gemacht wird. Der Elefant im Raum kann allen anderen im Raum die Luft abschnüren und deswegen hilft es, über den Elefanten zu sprechen und ihn in die Gruppe zu integrieren. Es gibt Möglichkeiten, auch gemeinsam zur Therapie zu gehen und vor allem im stationären Bereich ist es üblich, Sitzungen auch mit den Bezugspersonen der Betroffenen zu halten.

Als es mir so schlecht ging, dass ich kaum noch klar denken konnte und mich in ungesunde Verhaltensmuster stürzte, sahen meine Freund*innen keine andere Möglichkeit, als untereinander zu besprechen, wie sie mir am besten helfen könnten. Das kann übergriffig, es kann aber auch lebensrettend sein. Bei mir war Letzteres der Fall und ich bin bis heute unglaublich dankbar, dass mein Umfeld erkannt hat, wie schlecht es mir ging – ich selbst konnte das nämlich nicht. Die eigenen Gefühle zu stemmen kann alleine manchmal schwer sein, leichter ist es, sich gemeinsam diesen Gefühlen zu widmen. Das Netzwerk der Behandelnden, die Betroffene im Idealfall haben, sollte genauso für Angehörige zugänglich sein, wenn diese Betroffene unterstützen. Manchmal ist es auch sinnvoll, sich als Angehörige mit einer eigenen Therapie auseinanderzusetzen. Es kann helfen, Beziehungsstrukturen, die vielleicht in der Interaktion mit einer erkrankten Person offensichtlich werden, zu erkennen und besprechen.

Psychische Erkrankungen können gruselig aussehen und sich gruselig anfühlen, aber wenn man dem Monster gemeinsam seine Schreckhaftigkeit nimmt, dann wird alles einfacher. Betroffene suchen sich ihre Erkrankung nicht aus und Angehörige können eine große Rolle im Heilungsprozess spielen. Es gibt Heilung und die schweren Zeiten gehen vorbei, versprochen.

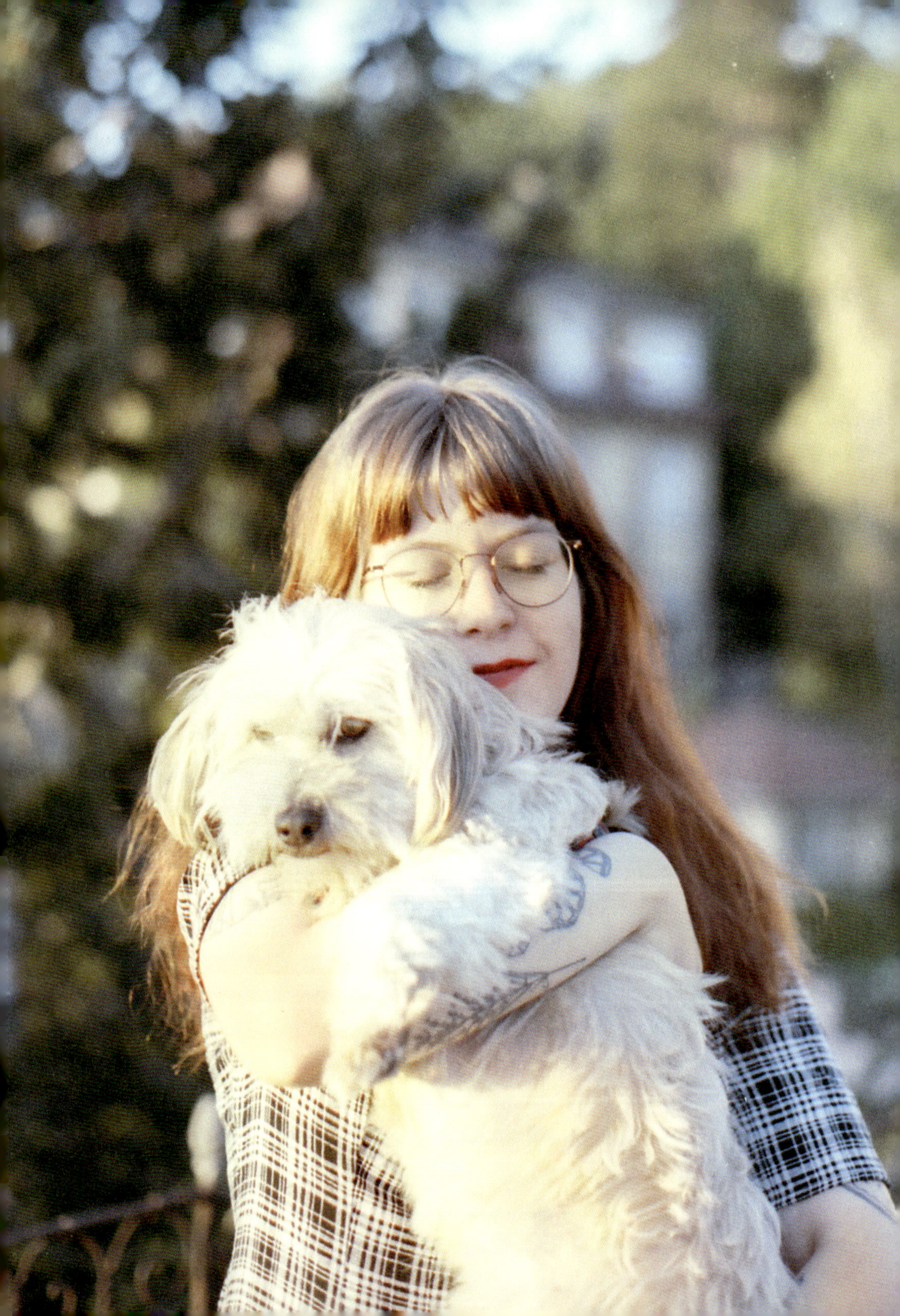

Epilog

Als ich das erste Mal von meiner Diagnose hörte, war das ein Schock, den ich lange verarbeiten musste. Die meiste Literatur, die ich las, zeichnete ein Bild der unheilbaren, manipulativen, schrecklichen Krankheit Borderline. Mir fehlte konstant eine Möglichkeit, mich mit Personen zu identifizieren, und die Einsamkeit der Erkrankung wurde dadurch noch einsamer. Ich habe hart gearbeitet und viel gekämpft, um an dem Punkt anzukommen, an dem ich jetzt bin. Es hätte ein wenig leichter sein können. Deswegen hoffe ich sehr, dass dieses Buch, zumindest in Teilen, die Schwere der Krankheit erleichtert und Anreize gibt, wie schön und wundervoll das Leben sein kann, gerade oder vor allem mit einer psychischen Störung. Eine psychische Erkrankung bedeutet nicht das Ende der Welt, denn in den allermeisten Fällen ist sie gut behandelbar. Auch Persönlichkeitsstörungen sind, obwohl ihre Namen echt gruselig klingen, behandelbar. Wir bewegen uns langsam in Richtung einer Gesellschaft, in der psychische Erkrankungen besser gesehen und akzeptiert werden. Das ist ein wichtiger Schritt für Betroffene und der richtige Weg zu mehr Inklusion und Akzeptanz. Es ist auch die Chance, die gesellschaftlichen Strukturen zu hinterfragen, die uns krank machen. Es wird nie eine Anleitung für das Leben geben, aber es gibt immer Menschen, die Gleiches erleben und deren Lösungen vielleicht auch uns helfen können. Wir haben auch gelernt, dass Emotionen nicht exklusiv sind

– wir fühlen sie alle auf die ein oder andere Weise. Wir sind nicht alleine und es wird immer Menschen geben, denen wir wichtig sind. Inzwischen fülle ich keine Hallenbäder mehr mit meinen Tränen, ich weine nicht mehr so oft wie früher. Ich bewundere meine Fähigkeit, die Gefühle des Lebens so intensiv empfinden zu können. Am allerliebsten laufe ich mit meiner Hündin am Wasser entlang und dann bin ich so, so froh, dass ich die Möglichkeit habe, genau das zu tun. Ich dachte lange Zeit, ich würde mich selbst nicht überleben, aber es war eine Lüge, die mein krankes Gehirn mir andrehen wollte. Meine Existenz hat ihre Berechtigung, ohne dass ich dafür etwas leisten muss. Es liegt ganz viel Weichheit und Stärke in der Fähigkeit, die Welt mit Güte zu betrachten. Menschen sind faszinierende Wesen und wenn wir öfter um uns herum schauen statt nur auf uns selbst, dann können wir in fast allem ein kleines bisschen Glück finden. Das Essen fällt mir nicht mehr schwer, die traurigen Stunden sind eigentlich nur noch Minuten und in Momenten, in denen das Atmen schwerfällt, weiß ich, dass es weitergeht. Ich möchte keine generischen Aufmunterungsversuche schreiben und den Weg, der verdammt lang und verdammt schwer ist, beschönigen. Sich mit sich selbst auseinanderzusetzen ist aber der erste Schritt in Richtung Heilung. Was mir geholfen hat, mag nicht zwangsläufig dir helfen, aber vielleicht findest du durch meinen Weg deinen eigenen Weg und das, was dir hilft. Unsere Beziehung zu uns selbst ist die stärkste, längste und einzige, die wir nicht vermeiden können. Genau deshalb ist es so wichtig, dass wir lernen, mit uns selbst Zeit zu verbringen und diese zu genießen.

Die Welt ist nicht schwarz und weiß. Es kann nicht immer nur Gut und Schlecht geben. Vielmehr können Emotionen gleichzeitig existieren und das ist okay. Ein blöder Moment bedeutet nicht, dass der ganze Tag blöd ist. Ich lebe jetzt das Leben, das ich mir nie vorstellen konnte. Wir leben im absoluten Chaos des Universums, das wir selbst zusammenrücken und -setzen müssen. Wir suchen Antworten und finden Fragen. Manchmal ist das Leben wirklich doof und anstrengend, aber ganz oft ist das Leben sonderbar und wundervoll und spannend.

— Eintrag: 18.06.19
»ich bin sperrig und ecke an und viele mögen das nicht und ich brauchte lange, um zu begreifen, dass ich die einzige bin, die mir am nächsten stehen muss. ich bin auf dem spannendsten weg, lerne viel und wenig und bin froh, da zu sein, die frau zu sein und toll zu sein. ich falle trotzdem noch hin und schlage mir die knie blutig, aber ich versorge meine wunden nun immer besser und lasse sie nicht mehr offen brennen.« —

Konfettiregen im Kopf bedeutet, dass ich das Konfetti immer wieder hochwerfen kann und die bunten Schnipsel sind die unterschiedlichen Momente des Lebens, die in ihrer Einzigartigkeit eine Gesamtheit ergeben. Ich empfinde vor jeder Therapiesitzung Vorfreude und keine Angst mehr. Die Schmetterlinge im Bauch sind das Verliebtsein in mein Zukunfts-Ich, das sich mit jeder Sitzung weiter formt. Und auch ohne Therapie, ganz auf mich alleine gestellt, weiß ich, dass alles gut werden wird, denn es ist ja schon gut. Mein Zukunfts-Ich ist mein liebster Mensch. Sie zu treffen fühlt sich jedes Mal wie ein Ankommen an – und zwar am schönsten Ort der Welt: zu Hause.

Wenn ich all das schaffen kann, dann schaffst du das auch. Ganz doll versprochen.

Eintrag: 20.11.19

»die sache ist, ich wiege mich nicht mehr. ich betrachte mich nicht mehr stundenlang im spiegel und streife über jeden makel, den ich mir im kopf ausmale. ich habe meine garderobe gewechselt, ich klammere mich nicht mehr an hosen, die nicht mehr passen, aber es vielleicht doch wieder tun werden. ich trickse mich nicht aus und sage, dass ich die hose aber brauche, weil sie schön ist. ich bewege mich frei im raum, ich sitze, wo ich möchte. ich denke nicht mehr an oberschenkel und das gefühl, zu viel platz einzunehmen, ist nicht mehr da. ich habe nicht gemerkt, wie es fortging. ich wachte nicht einfach auf und trauerte einem alten gefühl hinterher. es passierte schleichend und fast unauffällig.

heute stehe ich staunend vor dem spiegel, bewundere meinen mir endlos verzeihenden körper und in der spiegelecke sehe ich merle sitzen und es fühlt sich warm an, da, wo jahrelang die leere saß.«

Danksagung

Der größte Dank gilt meinem jüngeren Ich, das so tapfer geblieben ist. Danke, dass du nicht aufgegeben hast, auch wenn du das wolltest.

Danke an Yvonne, meine Agentin Christine, Daniel für die schönsten Fotos, Sophia, Antoni (Frechlachs), Maloui, Tascha, Andrea, Frau Bruch, Frau Teepe, Frau Dr. Dipper, Frau Jonas.

Danke an Frau Filbrandt und den TRIAS Verlag, das Team von *Die Frage*, insbesondere Michael und Frank. Danke an Bremerhaven, das mir Heimat gab.

Und danke an dich. Danke, dass du da bist und bleibst und weitermachst.

Service

Die Telefonseelsorge ist kostenfrei rund um die Uhr anonym erreichbar unter der Telefonnummer: 0800 111 0 111 oder 0800 111 0 222

WEITERFÜHRENDE LINKS:

www.calm.com
https://www.deutschlandfunk.de/critical-whiteness-weisssein-als-privileg.1184.de.html?dram:article_id=315084
Selbsthilfegruppen: https://www.nakos.de

WEITERFÜHRENDE LITERATUR:

Psyche:

Lena Kuhlmann: *Psyche? Hat doch jeder!* Vom Hin und Her zwischen Herz und Hirn – Wie man Depressionen besser erkennt. Eden Books 2018.

Matt Haig: *Reasons to stay alive.* Canongate Books Ltd 2015.

Gesellschaft:

Margarete Stokowski. *Untenrum frei.* Rowohlt Taschenbuch 2018.

Florence Given: *Women don't owe you pretty.* Cassell 2020.

Fatma Aydemir, Hengameh Yaghoobifarah: *Eure Heimat ist unser Albtraum.* Ullstein Taschenbuch 2020.

Alice Hasters: *Was weiße Menschen nicht über Rassismus hören wollen, aber wissen sollten.* hanserblau 2019.

Borderline:

Dr. Jerold J. Kreisman, Hal Straus: *Zerrissen zwischen Extremen:* Leben mit einer Borderline-Störung – Hilfe für Betroffene und Angehörige. Goldmann Verlag 2008.

Günter Niklewski, Rose Riecke-Niklewski: *Leben mit einer Borderline-Störung.* TRIAS Verlag 2020.

Dominique de Marné: *Warum normal sein gar nicht so normal ist …* und warum reden hilft. Scorpio Verlag 2019.

Depressionen:

Ainsley Johnstone, Matthew Johnstone: *Mit dem schwarzen Hund leben:* Wie Angehörige und Freunde depressiven Menschen helfen können, ohne sich dabei selbst zu verlieren Kunstmann Verlag 2009.

Matthew Johnstone: *Mein schwarzer Hund:* Wie ich meine Depression an die Leine legte. Kunstmann Verlag 2008.

Für Kinder:

Christiane Tilly, Anja Offermann, Anika Merten: *Mama, Mia und das Schleuderprogramm.* BALANCE Buch + Medien Verlag 2013.

Alkohol:

Holly Whitaker: *Quit Like a Woman:* The Radical Choice to Not Drink in a Culture Obsessed with Alcohol. Bloomsbury Publishing 2020.

Simon Borowiak: *Alk:* Fast ein medizinisches Sachbuch. Penguin Verlag 2019.

Annie Grace: *Einfach nüchtern!* Freiheit, Glück und ein besseres Leben ohne Alkohol. Unimedica 2019.

ONLINE:

Funk (ARD/ZDF) auf YouTube:

Auf Klo, Die Frage, Y-Kollektiv, Strg F, TRU Doku

ANLAUFSTELLEN:

https://www.bzga.de/service/beratungsstellen

Endnoten

[1] Jacobi et al. (2004). Prevalence, co-morbidity and correlates of mental disorders in the general population: results from the German Health Interview and Examination Survey (GHS)

[2] Depression and Other Common Mental Disorders: Global Health Estimates. Geneva: World Health Organization; 2017. License: CC BY-NC-SA 3.0 IGO.

[3] Statistisches Bundesamt (2014) Todesursachenstatistik. www.gbe-bund.de, (Stand: 20.04.2015)

[4] International Statistical Classification of Diseases and Related Health Problems

[5] Thomas R. Insel, Pamela Y. Collins, Steven Hyman: Darkness Invisible – The Hidden Global Costs of Mental Illness. In: Foreign affairs (Council on Foreign Relations). Band 94, Nr. 1, 2015, S. 127–135.

[6] Richtlinie 8.7 im Deutschen Pressekodex

[7] Ziegler W. & Hegerl U. (2002). Der Werther Effekt. Bedeutung, Mechanismen, Konsequenzen. Nervenarzt, 73, 41–49. (Stangl, 2020).

[8] Statistisches Bundesamt

[9] https://ajp.psychiatryonline.org/doi/full/10.1176/ajp.2006.163.8.1397

[10] https://www.thieme.de/de/psychiatrie-psychotherapie-psychosomatik/psychisch-kranke-menschen-deutschland-92051.htm

[11] Kriterium A 1 und 2 der PTBS; DSM-IV, APA, 2003

[12] Luise Reddemann, Cornelia Dehner-Rau: Trauma: Folgen erkennen, überwinden und an ihnen wachsen; ein Übungsbuch für Körper und Seele. 3., vollst. überarb. Auflage. TRIAS, Stuttgart 2008.

[13] K. W. Choi, M. B. Stein, E. C. Dunn, K. C. Koenen, J. W. Smoller: *Genomics and psychological resilience: a research.* In: *Molecular Psychiatry.* Band 24, Nummer 12, 12 2019, S. 1770–1778.

[14] *weiblich und männlich gelesene Menschen, also Cis-gender. Cis-gender bedeutet, dass das bei Geburt zugewiesene Geschlecht mit der Geschlechtsidentität übereinstimmt.
[15] https://www.sciencedaily.com/releases/2009/03/090318140532.htm
[16] heuristische Methode, Probleme zu lösen (Herbert Spencer Jennings & W. Holmes)
[17] S2-Leitlinien für Persönlichkeitsstörungen
[18] Zanarini, Frankenburg et al. 2003
[19] https://www.ncbi.nlm.nih.gov/pmc/articles/PMC3427787/
[20] https://www.nhs.uk/news/mental-health/meditation-changes-the-brain/
[21] https://www.deutschlandfunk.de/die-unertraegliche-last-der-gefuehle.676.de.html?dram:article_id=26270
[22] https://www.ncbi.nlm.nih.gov/pubmed/17014942
[23] Ergebnisse der amtlichen Statistik zum Verletzungsgeschehen 2017. Schwerpunkt: Kinder & Jugendliche, Hrsg: Statistisches Bundesamt 23.10.2019
[24] D. Nardo, G. Högberg, R. A. Lanius, H. Jacobsson, C. Jonsson, T. Hällström, M. Pagani: Gray matter volume alterations related to trait dissociation in PTSD and traumatized controls. In: Acta psychiatrica Scandinavica. Band 128, Nummer 3, September 2013, S. 222–233
[25] A.A. Nicholson, M. Densmore, P. A. Frewen, J. Théberge, R. W. Neufeld, M. C. McKinnon, R. A. Lanius: The Dissociative Subtype of Posttraumatic Stress Disorder: Unique Resting-State Functional Connectivity of Basolateral and Centromedial Amygdala Complexes. In: Neuropsychopharmacology: official publication of the American College of Neuropsychopharmacology. Band 40, Nummer 10, September 2015, S. 2317–2326
[26] C. Schmahl, J. D. Bremner: Neuroimaging in borderline personality disorder. In: Journal of psychiatric research. Band 40, Nummer 5, August 2006, S. 419–427
[27] https://www.bmj.com/content/bmj/357/bmj.j2353.full.pdf

[28] Serotonin-Wiederaufnahmehemmer, auch Antidepressiva genannt

[29] https://systemische-gesellschaft.de/verband/aufgaben/berufspolitik/systemische-therapie-berufspolitik/st-als-kassenleistung/

[30] Vgl. HES – Homosexualités et Socialisme/MAG – LGBT Youth: Survey on the experiences of young trans people in France. Frankreich 2009.

[31] Vgl. Olson, Kristina/ Durwood, Lily/ Madeleine DeMeules/ Katie A. McLaughlin: Mental Health Of Transgender Children Who Are Supported In Their Identities, 2016.

[32] https://www.psychotherapie-wissenschaft.info/index.php/psywis/article/view/257/508

[33] »Weiß« mit Versalie ist die Bezeichnung einer Gruppe privilegierter Personen, die nicht zwangsläufig heller Hautfarbe sind, allerdings von den Strukturen profitieren. »Weiß« bedeutet hier keine Farbe, sondern eine gesellschaftliche Gruppe

[34] Black, Indigenous, People of Colour: Selbstbezeichnung von Menschen mit Rassismuserfahrung, die nicht als weiß, deutsch und westlich wahrgenommen werden und sich selbst nicht so definieren

[35] https://www.heise.de/tp/features/Maenner-leiden-am-Patriarchat-3395564.html

[36] Zanarini u. Hörz, 2011

[37] M. C. Zanarini, F. R. Frankenburg, D. B. Reich, G. Fitzmaurice: Time to attainment of recovery from borderline personality disorder and stability of recovery: A 10-year prospective follow-up study. In: The American Journal of Psychiatry. Band 167, Nr. 6, Juni 2010, S. 663–667.

[38] Publikationsverzerrung

[39] https://www.nejm.org/doi/pdf/10.1056/nejmsa065779

[40] Strategien, mit negativen Gefühlen umzugehen

Stichwortverzeichnis

Liebe Leserin, lieber Leser,

hat Ihnen dieses Buch weitergeholfen? Für Anregungen, Kritik, aber auch für Lob sind wir offen. So können wir in Zukunft noch besser auf Ihre Wünsche eingehen. Schreiben Sie uns, denn Ihre Meinung zählt!

Ihr TRIAS Verlag

Kontakt:
kundenservice.thieme.de

Lektorat TRIAS Verlag
Postfach 30 05 04
70445 Stuttgart

Besuchen Sie uns auf facebook!
www.facebook.com/trias.tut.mir.gut

Besuchen Sie uns auf facebook!
www.facebook.com/mama.mag.trias

Folgen Sie uns auf Instagram!
www.instagram.com/trias_verlag

Lassen Sie sich inspirieren!
www.pinterest.com/triasverlag

Abonnieren Sie unsere Newsletter:
www.trias-verlag.de/newsletter

T

V

Bibliografische Information der Deutschen Nationalbibliothek
Die Deutsche Nationalbibliothek verzeichnet diese Publikation in der Deutschen Nationalbibliografie; detaillierte bibliografische Daten sind im Internet über http://dnb.d-nb.de abrufbar.

Programmplanung: Celestina Filbrandt
Projektmanagement: Sabine Ilg
Redaktion: Magdalena Kieser
Bildredaktion: Christoph Frick

Umschlaggestaltung und Layout:
CYCLUS · Visuelle Kommunikation, Stuttgart

Bildnachweis:
Umschlagmotiv und Fotos im Innenteil:
Dan Trautwein
S. 116/117: Gestaltung und Fotos: Jennifer Wrona; Foto S. 116 links (Autorin im Schneidersitz): Dan Trautwein

1. Auflage 2021

TRIAS Verlag in Georg Thieme Verlag KG
Rüdigerstraße 14, 70469 Stuttgart, Germany
www.trias-verlag.de

Printed in Germany

Satz und Repro: Fotosatz Buck, Kumhausen
Gesetzt in Adobe Indesign CS6
Druck: Druck: AZ Druck und Datentechnik GmbH, Kempten

Gedruckt auf chlorfrei gebleichtem Papier

ISBN 978-3-432-11261-9 3 4 5 6

Auch erhältlich als E-Book:
eISBN (ePub) 978-3-432-11262-6

Wichtiger Hinweis: Wie jede Wissenschaft ist die Medizin ständigen Entwicklungen unterworfen. Forschung und klinische Erfahrung erweitern unsere Erkenntnisse. Ganz besonders gilt das für die Behandlung und die medikamentöse Therapie. Bei allen in diesem Werk erwähnten Dosierungen oder Applikationen, bei Rezepten und Übungsanleitungen, bei Empfehlungen und Tipps dürfen Sie darauf vertrauen: Autoren, Herausgeber und Verlag haben große Sorgfalt darauf verwandt, dass diese Angaben dem Wissensstand bei Fertigstellung des Werkes entsprechen. Rezepte werden gekocht und ausprobiert. Übungen und Übungsreihen haben sich in der Praxis erfolgreich bewährt.

Eine Garantie kann jedoch nicht übernommen werden. Eine Haftung des Autors, des Verlags oder seiner Beauftragten für Personen-, Sach- oder Vermögensschäden ist ausgeschlossen.

Wo datenschutzrechtlich erforderlich, wurden die Namen und weitere Daten von Personen redaktionell verändert (Tarnnamen). Dies ist grundsätzlich der Fall bei Patienten, ihren Angehörigen und Freunden, z. T. auch bei weiteren Personen, die z. B. in die Behandlung von Patienten eingebunden sind.

MIX
Papier | Fördert gute Waldnutzung
FSC www.fsc.org FSC® C008457

Neue Kraft – **mehr Resilienz**

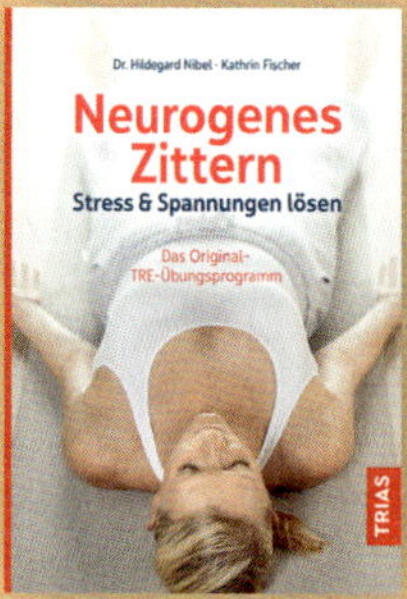

Hildegard Nibel
Neurogenes Zittern

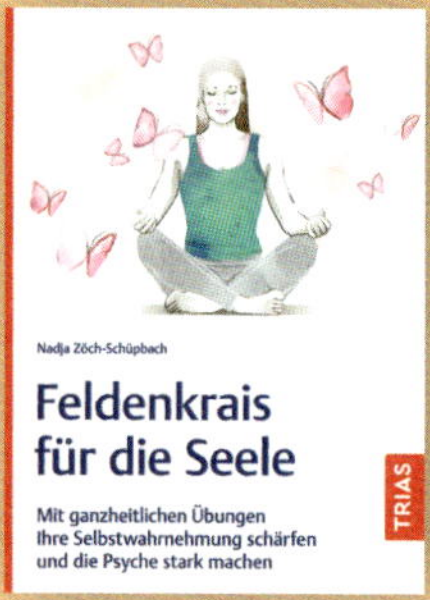

Nadja Zöch-Schüpbach
Feldenkrais für die Seele

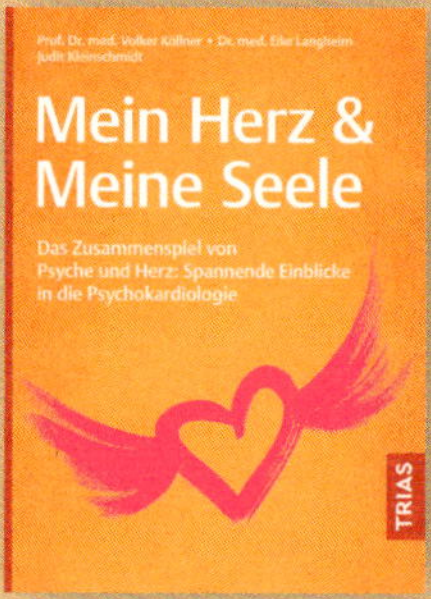

Volker Köllner
Mein Herz & Meine Seele

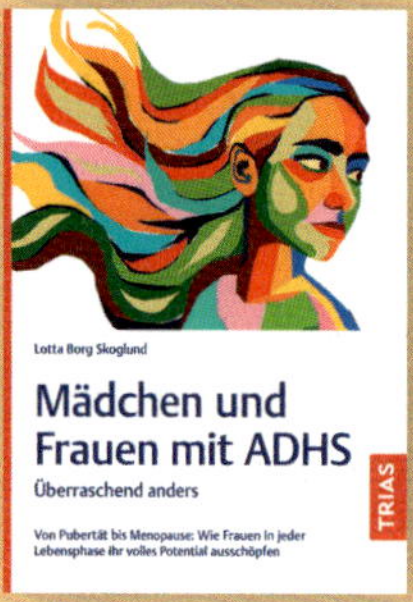

Lotta Borg Skoglund
Mädchen und Frauen mit ADHS

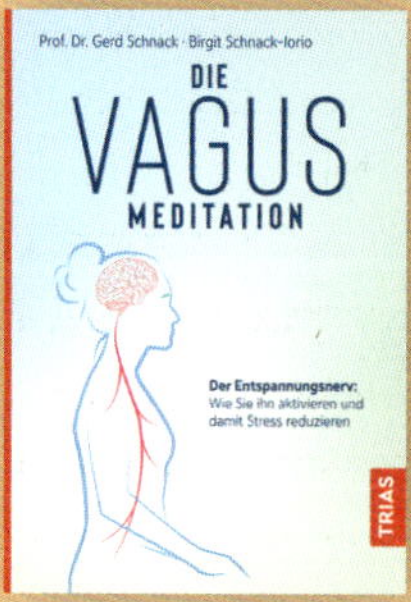

Gerd Schnack
Die Vagus-Meditation

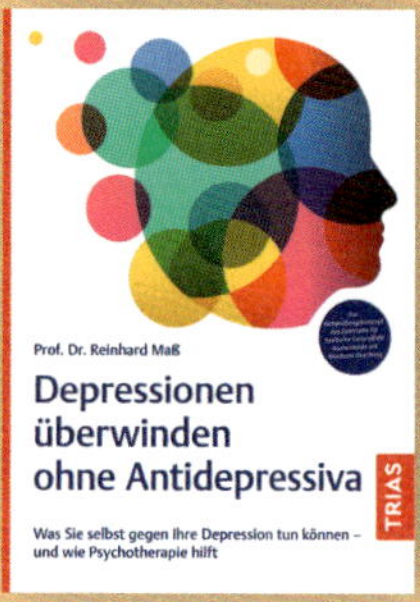

Reinhard Maß
Depressionen überwinden ohne Antidepressiva

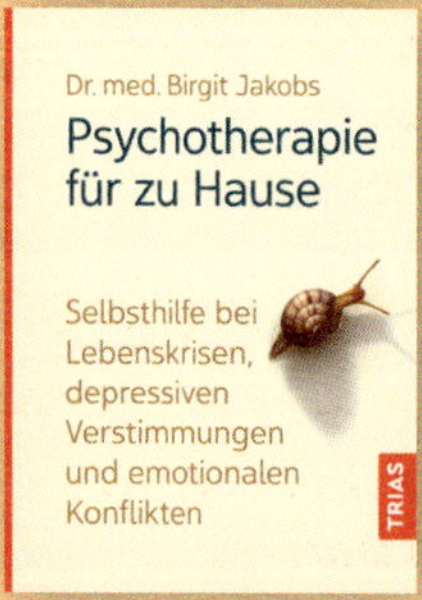

Birgit Jakobs
Psychotherapie für zu Hause

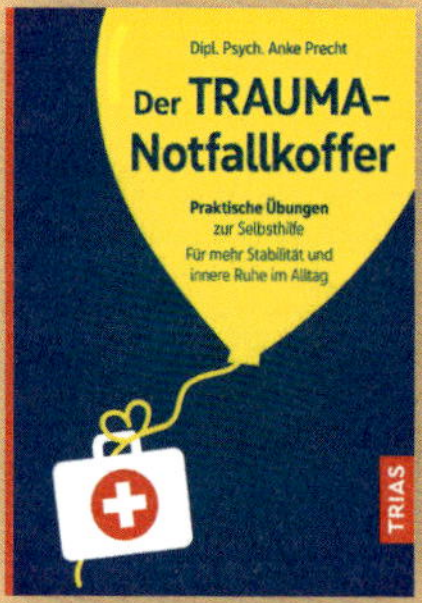

Anke Precht
Der Trauma-Notfallkoffer

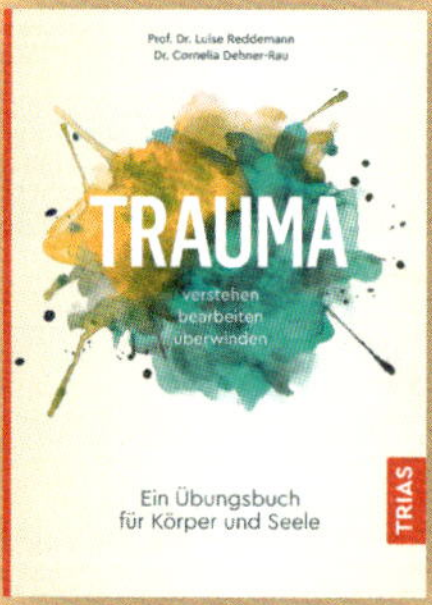

Luise Reddemann
Trauma verstehen, bearbeiten, überwinden

TRIAS

Mehr Bücher finden Sie hier
trias-verlag.de